LA

MÉDECINE DES FERMENTS

FERMENTS — VIRUS — SERUMS — OPOTHÉRAPIE

Résumé des Travaux faits et présentés sur ces matières à l'Académie des Sciences

à l'Académie de Médecine et à l'Institut Pasteur

par le

DOCTEUR LE TANNEUR

de la Faculté de Paris

Ancien Externe des Hôpitaux de Paris

Médecin de la Société de Prévoyance de la Préfecture (Médaille d'argent)

TRAITEMENT ET GUÉRISON DES MALADIES

HYGIÈNE ET CONSERVATION DE LA SANTÉ

PAR L'EMPLOI DES FERMENTS

3e ÉDITION

Prix 1 franc

Cabinet de Consultation : **7, rue de Belzunce, Xe. Paris**

Laboratoires : **11, rue de Rocroy — Paris**

et à **Romilly-sur-Seine.**

Cette brochure est envoyée sur demande adressée au Docteur LE TANNEUR,

7, rue de Belzunce, Paris,

HOMMAGE

A LA

MÉMOIRE DE PASTEUR

Bienfaiteur de l'Humanité

dont les découvertes ont servi de base à la création de

La Médecine des Ferments

Pli cacheté à l'Académie de Médecine,

La Médecine des Ferments est en somme le résumé, la consécration des découvertes Pasteuriennes. Le grand et puissant génie qu'était Pasteur, avait déjà entrevu la création d'une médecine nouvelle, totalement différente de l'ancienne, dont la base était l'étude des Ferments organiques et des virus.

La mort a enlevé ce bienfaiteur de l'Humanité avant qu'il ait eu le bonheur de voir ses prévisions réalisées et ses travaux sanctionnés par des résultats absolument complets.

Aujourd'hui nous pouvons le dire ce désir du grand homme est accompli, à la plus grande gloire de la Science française.

PRÉFACE

L'œuvre que nous offrons au public revêt un caractère absolument sensationnel. Sous la modeste forme d'une brochure, elle constitue l'exposé magistral et complet d'une médecine nouvelle, la **Médecine des Ferments.**

Le savant auteur part de ce principe que pour traiter et guérir les maladies qui assaillent l'humanité, il faut tout d'abord remonter à leurs causes. Ce principe a été proclamé et appliqué par le génie de Pasteur; et depuis, toutes les découvertes de la thérapeutique moderne ont gravité dans cette orbe. C'est une véritable révolution qui s'est accomplie dans la science médicale et qui, après une série de luttes retentissantes contre le préjugé et la routine, a fini par s'imposer au monde entier.

Jusqu'ici malheureusement, il ne s'était rencontré personne pour dégager, préciser et rendre pratique cette méthode rénovatrice.

Le Docteur Le Tanneur a entrepris d'en réaliser et d'en vulgariser les formules. Il en a recherché, combiné et expérimenté l'adaptation aux divers ordres de maladies et particulièrement à celles qui se montrent couramment les plus rebelles à la médication traditionnelle. On verra plus loin par quelles démonstrations logiques et victorieuses il procède et avec quelle sagesse et quelle sûreté, en quelque sorte mathématiques, il atteint le but proposé. Pour supprimer l'effet, il s'attaque à la cause ; au mal qui sévit ou qui menace, il oppose le Ferment spécial destiné à le guérir ou à le prévenir. Il ne lui suffit pas d'arrêter dans sa marche l'affection qui met notre existence en danger, il la devance, il en guette les approches, il la refoule dès ses premiers prodromes.

Et c'est ainsi que vigilante, sûre d'elle-même, ayant *a priori* reconnu l'ennemi qu'elle doit combattre et terrasser, la **Médecine des Ferments** ne livre rien au hasard et peut à bon droit revendiquer pour chacune de ses cures une certitude absolue. Elle n'a rien d'empirique. Elle ne laisse place à aucun arbitraire. Elle est éminemment inoffensive. En réalité elle ne fait que rétablir l'équilibre rompu ou précaire du fonctionnement organique. C'est assez dire qu'elle est avant tout la gardienne ou la régulatrice des rouages et des ressorts de cette machine ultra-délicate qui s'appelle la vie.

Il faut rendre cette justice au Docteur Le Tanneur dont on va lire le traité si lumineux et si documenté : il a mis en relief et à la portée de tous, l'économie, la solidité et la supériorité de cette **Médecine des Ferments**, qu'il aura eu le privilège de codifier et de faire entrer dans la pratique universelle. En parcourant ces pages qui respirent une conviction aussi raisonnée que profonde, on jugera des incomparables services que cette méthode — suprême couronnement des découvertes pasteuriennes — est appelée à rendre à l'humanité.

A elle appartient l'avenir ?

Dr BEAUNY.

Noms des médecins et des savants ayant publié des travaux scientifiques sur l'application des Ferments à la médecine

Ferments et Opothérapie

Pasteur, Roux, Metschnikoff, Duclaux (Institut Pasteur), Payen, Otto Durst, Neumeyer, Curtis, Bourquelot, Wurtz, Bertrand (Académie), Claude Bernard, Brown-Sequard (Académie) ; docteur Gaube du Gers, docteur Brocq, docteur de Beurmann, docteur Faisans, docteur Marie, docteur Bouchardat (Académie), docteur de Backer, Réaumur, Spallanzani, Berzélius, Kühne, Béchamp, de Spitzer, Donathi, Linosoier, Rey Paillade, Abelous, Gérard, Liebig, Arthus, Spitzer, docteur Laumonier, professeur Armand Gautier, docteur Petit, docteur Richet (Académie), docteur Albert Robin (Académie), Bouchut, professeur Van-Tieghem, docteur Dastre, docteur Auteweilert, docteur Miathe, Roberts et Sidney-Edkins, docteur Henriot, docteur Hallion, Carrion, Delezenne, Mouton, Hendel, Seemann, docteur Atkinson, docteur Calmette, docteur Doyen, docteur Thiercelin, Heer, Rieck, docteur Bouchard (Académie), docteur Gilbert Charlier, Schmidt, Byla, etc., etc.

Ces divers travaux ont été faits ou présentés à l'Académie des Sciences, à l'Académie de Médecine, à l'Institut Pasteur ou à la Société de Thérapeutique.

LA MÉDECINE DES FERMENTS

Ire PARTIE

Les grands phénomènes de la vie
La Fermentation
Pasteur et la Médication par les Ferments

De tous temps, chez tous les peuples, il a existé des hommes ayant le désir et acceptant la mission de soigner leurs semblables ; en un mot il y a toujours eu des médecins, mais si leur méthode de travail s'est sans cesse améliorée, et si leur science a constamment progressé, leurs moyens d'action, leur pouvoir de guérir n'a guère varié ; à chaque symptôme répond un médicament, à chaque douleur un calmant, mais la cause première de toutes les maladies, l'origine même des maux, on s'en est peu ou point occupé, et cependant le seul moyen de guérir un malade est bien de rechercher la cause de sa maladie. Jusqu'à Pasteur, la plus grande obscurité régnait dans l'esprit des médecins sur les causes premières des maladies, mais le grand savant, de son esprit pénétrant fouilla notre organisme jusqu'à ses parties les plus profondes, et découvrant la cellule, sa constitution, sa fonction, sa vie intime, ouvrit aux chercheurs une nouvelle carrière où chacun put apporter sa part à la constitution de cette médecine nouvelle.

Les théories Pasteuriennes nous ont montré que notre corps se compose de petites cellules juxtaposées les unes aux autres comme les pierres d'un édifice ; chaque cellule ayant une vie propre et leur ensemble constituant l'être vivant.

Quant à la vie elle-même, si sa partie immatérielle, l'âme nous en est absolument inconnue, sa fonction physique, en un mot le fait de se mouvoir, de manger, de digérer, de vivre de la vie animale a été pénétrée par la science, et ces phénomènes autrefois si mystérieux, sont aujourd'hui expliqués par les savants, reproduits artificiellement dans les laboratoires où on effectue une digestion dans un bocal tout comme elle se produit dans notre estomac. Mettez de la viande hachée menu dans un peu d'eau légèrement acidulée d'acide chlorhydrique, ajoutez de la pepsine, maintenez à une température de 37°, remuez de temps à autres et au bout de quelques heures la viande sera digérée, transformée en peptone comme si elle sortait de l'estomac.

Il en est de même pour les autres fonctions; ainsi nous connaissons au moins dans leurs grandes lignes les principaux phénomènes physiologiques.

Prenons les aliments à leur entrée dans notre bouche, suivons-les dans tout l'appareil digestif, dans le sang qui les recueille sous forme de suc nutritif nommé le Chyle; assistons à leur assimilation par la cellule, puis à leur combustion par le travail musculaire et à la fermentation normale qui accompagne les grands phénomènes physiologiques de l'existence; étudions enfin leur élimination par les glandes, et nous aurons ainsi fait le tour de la vie d'une cellule; nous l'aurons vue naître, agir et mourir, ce qui en somme est en petit la reproduction de la vie elle-même.

Le pain broyé par les dents, s'imbibe de salive, laquelle contient un ferment spécial ayant pour but de transformer la farine en sucre.

Dans l'estomac le suc gastrique grâce à la pepsine qu'il contient, produit sur les substances azotées, la viande principalement, une fermentation d'un autre genre, enfin dans l'intestin le suc pancréatique, le plus complet de nos ferments, achève les phénomènes digestifs destinés à transformer les aliments en suc vital assimilable dénommé le Chyle.

Le suc pancréatique possède en effet trois ferments, un analogue à la sécrétion des glandes salivaires, transformant définitivement les aliments farineux; un autre terminant l'action digestive de la pepsine gastrique sur les viandes, enfin, un troisième ferment destiné à émulsionner la graisse et à la rendre assimilable.

Le pancréas est donc un organe de la plus grande importance puisqu'il complète la digestion de toutes les substances alimentaires et peut à lui seul les digérer complètement, on peut vivre sans estomac, on ne le peut sans pancréas.

Tous les sucs gastriques et intestinaux contiennent donc des ferments et la digestion elle-même apparait en somme comme une vaste fermentation, mais la digestion terminée, la fermentation elle, ne l'est pas; bientôt intervient un autre travail, celui de l'assimilation, c'est-à-dire de la fixation des produits digérés dans les cellules, les uns deviennent du sang, les autres des muscles, d'autres de la graisse, et ces produits une fois fixés et la décomposition continuant, nous les voyons brûlés pour ainsi dire par l'oxygène introduit dans le sang par nos poumons; ce qui constitue une nouvelle phase de la fermentation aboutissant à la transformation des substances digérées en acide carbonique, eau et urée avec production de la chaleur, grâce à laquelle notre corps garde la température à peu près constante de 37° malgré toutes les variations du climat ou des saisons.

Ici le cycle est terminé, l'évolution de la vie a fait un tour complet ; la nourriture absorbée par la bouche est rejetée au dehors par l'air que soufflent les poumons, par l'urine que filtrent les reins, enfin les derniers débris réfractaires à toute transformation sont chassés de l'intestin par l'évacuation naturelle des garde-robes.

*
* *

Après avoir tant parlé de Ferments et de fermentation et avoir constaté qu'ils résument en eux-mêmes toute la vie animale, il est intéressant d'étudier ce qu'ils sont l'un et l'autre dans leur nature intime.

Une fermentation consiste dans la transformation d'une substance en plusieurs autres : sa décomposition en un mot. Le ferment est un être infiniment petit, microscopique, appartenant au règne végétal, mais possédant une vie propre et jouissant du pouvoir lorsqu'il est en présence de certains corps de les décomposer en les transformant en d'autres substances souvent fort différentes ; cette décomposition s'accompagne de production de gaz et de chaleur.

La fermentation est un phénomène assez difficile à expliquer en quelques lignes, un exemple, celui de la fabrication de la bière peut le rendre compréhensible plus facilement.

Dans une cuve contenant de l'eau d'orge et du houblon à une température douce, on verse une petite quantité de levure (le ferment) et aussitôt tout un travail commence, la cuve bouillonne, des gaz se dégagent, du sucre, de l'alcool se produisent, la fermentation commence et bientôt un corps nouveau va naitre, la bière.

Même phénomène pour le vin, sauf que le ferment se trouve contenu dans le raisin lui-même et y est mis en cuve en même temps que le jus sortant du pressoir. Bientôt sous l'action de la fermentation un lent bouillonnement se produit, du gaz acide carbonique s'échappe abondamment au point de pouvoir asphyxier tout individu qui tenterait de s'en approcher ; de l'alcool prend naissance, le tout s'échauffe légèrement, et bientôt grâce à ce travail de fermentation, ce n'est plus du jus de raisin que contient la cuve mais du vin.

Le même phénomène se produit dans le pain qui lève ; le levain produit la fermentation de la pâte. Nous pourrions multiplier ainsi à l'infini les exemples de fermentations, décrire celle du vinaigre, du cidre, du lait, etc., car tout dans la nature est fermentation, la graine qui germe, la plante qui meurt et se décompose, l'homme qui se nourrit, le cadavre qui pourrit.

Cette conception nouvelle de la vie, a permis aux savants de dire que *rien ne se perd et rien ne finit dans la nature, tout se transforme seulement.*

La digestion, l'assimilation, c'est-à-dire le fait par notre organisme de prendre aux aliments ce qui lui est utile pour les nécessités de la vie, pour maintenir sa chaleur normale, pour donner aux muscles la force d'agir, au cerveau la pensée, au cœur l'énergie de battre sans cesse du premier jour au dernier de notre vie, *tous ces actes sont les diverses phases d'une vaste fermentation.*

Les aliments absorbés, le pain, la viande, les légumes, se transforment en sang, en chair et en os, en chaleur et en force, par le fait d'une fermentation, comme l'orge et le houblon se transforment en bière, comme le jus du raisin fait du vin.

La vie est donc, nous le répétons, une perpétuelle fermentation : normale, c'est la santé; incomplète, c'est la maladie.

Tel est le résultat des découvertes modernes qui a permis d'entrevoir le mécanisme si merveilleux de la création.

***

La cause de toutes les maladies réside donc dans un trouble de la fermentation normale, celle-ci peut pécher soit par insuffisance des matériaux qui doivent fermenter, c'est-à-dire manque d'alimentation; soit par diminution ou mauvaise qualité du ferment consistant dans l'arrêt de nos secrétions naturelles; c'est-à-dire pour suivre notre exemple de la bière : absence de l'orge ou manque de levure.

Or dans la vie, le cas le plus habituel dans la production des maladies n'est pas l'absence des aliments mais presque toujours la diminution du nombre et surtout le manque de vigueur des ferments.

Tel individu digère mal, maigrit, souffre de dyspepsie, d'entérite, parce que les ferments de l'estomac ou de l'intestin font défaut ou sont secrétés en quantité insuffisante.

Tel autre est anémique, neurasthénique, tuberculeux, parce que sa fermentation digestive est incomplète et qu'il brûle tout ce qu'il absorbe sans rien fixer dans ses tissus, donnant ainsi prise au développement des microbes, par absence des réserves naturelles indispensables à la vie.

Enfin l'obésité tout comme l'arthritisme et le rhumatisme, provient aussi d'une fermentation incomplète transformant en graisse les substances qui devraient être brûlées et oxydant incomplètement les résidus vitaux qui forment l'acide urique, les graviers, les calculs du rein ou du foie ; les coliques néphrétiques, hépatiques, la gravelle, la sciatique, les névralgies, etc., sont les accidents inévitables d'une fermentation ou combustion incomplète.

Il semble que le remède le plus simple et le plus sûr à un pareil état de choses, serait de rendre à l'organisme le Ferment qui lui manque, certain de rétablir par là le fonctionnement normal de la vie.

C'est bien là en effet le but poursuivi par nos grands savants non seulement en France mais dans le monde entier : les plus grandes découvertes du siècle qui vient de finir ont consisté, pour l'art de guérir, dans l'application des Ferments et des virus à la médecine ; ferments végétaux, ferments organiques ont été la base sur laquelle se sont élevées les plus grandes gloires de la science : Jenner a créé la vaccine qui est en somme un virus ou ferment organique ; Pasteur a guéri la rage en découvrant le virus ou ferment d'immunisation de cette terrible maladie ; Behring, Roux de l'Institut Pasteur ont trouvé le sérum de la diphtérie dont la base est identique ; Marmoreck, de l'Institut Pasteur aussi, a fait connaître le sérum guérisseur de la peste, préparé avec le virus ou ferment de cette maladie ; Koch, de Berlin, étudiant le bacille de la tuberculose, a utilisé le ferment susceptible de la guérir chez les animaux.

En un mot les Ferments sont non seulement à l'ordre du jour, mais concentrent en eux-mêmes tout l'avenir de la médecine ; là seulement est la vérité, là seulement il faut chercher la guérison de toutes les maladies réputées incurables.

Pour citer les savants qui ont plus particulièrement étudié les ferments ou les virus et l'opothérapie et qui ont contribué ainsi chacun pour leur part, à les faire connaître, il faudrait énumérer tous les noms les plus illustres de la science : après Pasteur et Roux, Metschnikoff, voici Duclaux, le directeur actuel de l'Institut Pasteur ; les professeurs Payen de Vienne, Otto Durst de Berlin, Neumeyer de Munich (Allemagne), Curtis aux annales de l'Institut Pasteur, enfin pour la France qui tient toujours la première place dans ces études, nommons encore les travaux importants faits sur les ferments, par Bourquelot, professeur de l'école de Pharmacie de Paris (étude des ferments solubles), Wurtz le célèbre chimiste ; la communication de Bertrand à l'Académie des Sciences ; de Claude Bernard et de Brown Sequard à l'Académie de Médecine. Enfin les travaux des docteurs Gaube du Gers, de Backer de Paris, du docteur Brocq, médecin des hôpitaux de Paris ; du docteur de Beurmann, médecin de l'hôpital Saint-Louis de Paris; des docteurs Faisans, médecin des hôpitaux de Paris; Marie, professeur agrégé à la Faculté de Médecine; Bouchardat, professeur à la Faculté de Médecine, membre de l'Académie de Médecine; du docteur Charles Richet, professeur à la Faculté de Médecine; du professeur Armand Gautier, de Paris; du docteur Albert Robin, médecin des hôpitaux, professeur à la Faculté de Médecine de Paris, membre de l'Académie; du docteur Henriot, professeur à la Faculté de Paris; du docteur Bouchard, professeur à la Faculté et membre de l'Académie de Médecine (Hôpital de la Charité, 1891); du docteur Gilbert, médecin des hôpitaux, professeur agrégé à la Faculté. Tous ces savants, tous ces médecins illustres ont contribué chacun pour leur part à l'étude des ferments : on a assisté aux applications de la levure de bière, du ferment de raisin, des ferments organiques de toutes sortes.

Certes les résultats ont été encourageants mais encore bien incomplets et suivis souvent de surprises et de déceptions terribles ! d'ailleurs la raison et le simple bon sens se refusent à admettre qu'un ferment, un seul et unique, puisse guérir toutes les maladies; la pratique a bien montré, par les nombreux insuccès survenus, que la chose était en effet impossible.

C'était en somme l'enfance de la Méthode; il était indispensable d'établir les règles absolues et les lois naturelles du traitement des maladies par les Ferments, ainsi seulement on a pu agir d'une façon exacte et méthodique et diriger d'une main sûre ce traitement dont, à ses débuts, la direction était abandonnée au hasard; on ne peut pas donner à tous les malades et contre toutes les maladies toujours le même Ferment : levure de bière ou ferment de raisin; tant que l'on a traité ainsi, les résultats ont été forcément incomplets et les déceptions nombreuses, mais grâce à de longues et patientes recherches, nous avons pu classer les ferments par familles : ces êtres infiniment petits sont comme nous l'avons dit des êtres vivants, ayant une vie à eux et qu'il est aisé de recueillir et d'élever comme des plantes microscopiques mais possédant déjà une organisation très complète.

Il a été possible de reconnaître ainsi quelle espèce de ferments manque dans chaque maladie et c'est là une découverte d'une portée considérable et immense par ses conséquences, car c'est la transformation de la médecine science vague et incertaine, en une méthode exacte et précise, c'est l'art de guérir devenu mathématique: à telle maladie répond tel Ferment et ainsi vous arrivez à la cure certaine de tous ceux qui souffrent.

***

C'est grâce à une étude approfondie et à des analyses très complètes des urines ainsi qu'à des dosages minutieux de son contenu qu'il est possible de savoir ce qui se passe dans la profondeur de nos organes et de connaitre le ferment qui peut manquer pour l'accomplissement régulier d'une de nos fonctions. Un de nos savants maitres a dit : « l'urine est le miroir fidèle où se reflète l'image des phénomènes cachés de la vie. » Cette conception est assurément exacte et son application nous permet à chaque instant de découvrir la cause inconnue d'une maladie et de décider le ferment qui doit être appliqué pour en obtenir la guérison.

De plus, ce qui ressortit de ces diverses applications, ce fut l'indication de la façon dont agit le ferment sur l'organisme. En dehors de son rôle de ferment proprement dit, il en possède un autre très important vis-à-vis des médicaments qu'il métamorphose, en faisant d'eux des substances vivantes, il les anime en quelque sorte; pour bien faire comprendre ce mode d'action il suffit de réfléchir à la transformation que subit une substance, un médicament tel que le fer ou le phosphate de chaux par exemple en pénétrant et en se fixant dans l'organisme.

Le fer, la chaux que contiennent notre sang ou nos os, s'ils ressemblent au point de vue chimique pur au fer et à la chaux ordinaires, en sont absolument différents quant à leur constitution même. Les cellules vivantes en fixant les médicaments minéraux ou autres, les digèrent pour ainsi dire, les transforment; sans ce travail ils resteraient à l'état de corps étrangers dans nos tissus, tel le grain de plomb qu'un chasseur garde sous la peau ou même profondément au milieu de la chair, pendant toute sa vie, sans que ce plomb agisse en quoi que ce soit sur le sang ; c'est donc grâce à un pouvoir spécial du ferment que les médicaments peuvent agir sur notre santé ; le ferment absorbe le médicament le digère pour ainsi dire, et c'est une fois digéré que nos cellules vivantes, en présence d'un corps devenu vivant, assimilable en un mot, se l'approprient et le fixent dans nos tissus, c'est ainsi seulement que son pouvoir se révèle et c'est pourquoi tel médicament agit chez l'un et pas chez l'autre, c'est la raison pour laquelle un organisme affaibli, débilité à l'extrême devient réfractaire à tous les traitements ; le médicament n'agit plus sur lui, parce que le pouvoir de ses ferments est nul ou insuffisant tout au moins.

La découverte de cette action des ferments sur les médicaments portait en elle des conséquences capables de révolutionner la médecine.

En effet la conclusion pratique de toutes ces diverses découvertes, s'imposait à l'esprit qui observe avec une précision toute mathématique : 1° Soigner la cause des maladies et non les effets comme on l'avait fait jusqu'à ce jour : médecine rationnelle et non médication des symptômes; 2° Toute maladie ayant pour cause un trouble ou une diminution dans le pouvoir des ferments de notre organisme, donner au malade le ferment qui lui manque en quantité suffisante pour rétablir la santé normale ; 3° Lorsqu'un médicament est indispensable, ne jamais le donner brut comme on le fait encore malheureusement, mais le faire absorber par des ferments, les en nourrir, les en saturer et ensuite les donner eux-mêmes, ainsi chargés de substances médicamenteuses aux malades qui n'auront pas besoin de dépenser le peu de vitalité qui leur reste dans l'estomac pour digérer des médicaments. Le travail sera ainsi tout fait à l'avance et bien fait.

Auparavant, il faudra examiner et analyser avec soin l'urine, pour savoir quelle cause vient troubler la fermentation normale de la vie ; puis soigner les malades avec du ferment pur et y ajouter des ferments saturés de médicaments dans le cas où cela est indispensable : c'est la seule méthode rationnelle pour guérir. Telle est la découverte si importante dont nous entretenons nos lecteurs et voici rapidement exposé le traitement si fécond en succès que nous appliquons aujourd'hui à notre cabinet médical.

Une qualité de cette méthode est aussi son innocuité absolue car les ferments étant des végétaux, sont des produits parfaitement naturels. Cette cure se rattache à la grande médication par les plantes dont le succès si ancien était dû certainement aux ferments, ces autres plantes infiniment petites qu'elles contenaient en si grande abondance.

La médecine des ferments est donc une renaissance de la médecine par les plantes mais infiniment plus puissante et mise à la hauteur des découvertes modernes de la science.

C'est la méthode de l'avenir, la seule destinée à rester après la disparition de tous les anciens traitements car c'est la seule qui guérira et méritera ainsi la confiance absolue des malades.

Reprenons maintenant, point par point, les divers phénomènes que nous avons énumérés si rapidement afin que nos lecteurs puissent comprendre comment ils peuvent et doivent sûrement guérir d'une foule de maux déclarés incurables car le principe même du traitement est complètement nouveau.

LA MÉDECINE DES FERMENTS

2e PARTIE

Histoire du développement de l'être humain
Croissance — Formation
Age critique — Le retour d'âge
Causes des maladies

Les deux périodes de la vie où la maladie sévit le plus sur l'être humain, sont **la première jeunesse : l'âge de la formation et la maturité dite époque de l'âge critique.**

Dans le premier cas l'organisme se développe, il demande beaucoup et fait appel à toutes les ressources créatrices de la nature ; souvent la demande est tellement considérable que les derniers renforts s'épuisent et que l'enfant est atteint de maladie de langueur ; c'est la chlorose, l'anémie, le lymphatisme, la tuberculose et alors ce ne sont pas les matériaux destinés à la création des organes qui manquent, car l'alimentation reste souvent assez bonne ; mais bien le ferment qui faisant défaut arrête tout le travail de création. De 8 à 15 ans, c'est la période à laquelle les enfants, filles et garçons souffrent d'une foule de légères indispositions qui sous des aspects divers sont fort souvent de petits embarras gastriques résultan d'un surmenage du foie par le travail exagéré qui lui est imposé.

Pour fabriquer les os, les muscles, il faut digérer beaucoup de substances alimentaires, d'où travail considérable pour l'estomac et surtout pour le foie qui est chargé de filtrer tous les produits digestifs. Celui-ci se fatigue à la longue et aussitôt l'enfant devient souffrant : il a mal à la tête, le cœur barbouillé la bouche sèche ; il est grognon, triste, et bientôt une fois au lit un peu de fièvre se déclare. Le médecin vient, ordonne quelque purgatif, le repos au lit, et 4 jours après le petit malade se relève guéri de son indisposition, mais il s'en ressentira d'ailleurs encore quelque temps. Si pareil fait se produit rarement, tout est bien et la croissance de l'enfant se fai normalement, mais si ces crises se reproduisent souvent, sa santé est atteinte et son développement se fera mal, il souffrira de toutes les maladies qui accompagnent une croissance difficile : la Chlorose, l'Anémie, le Rachitisme, la Tuberculose.

Chez des enfants aussi affaiblis il faut ordonner les Ferments purs, naturels ; leur action est absolument merveilleuse ; au bout de quelques semaines de leur administration, qui d'ailleurs est des plus facile, l'appétit revient, les digestions sont aisées, les selles régulières, et l'enfant ayant repris toute sa gaieté, sa croissance devient plus régulière et son développement remarquable.

Le moment des études est une époque où de jeunes êtres que leur instinct et les nécessités de leur développement corporel poussent vers les jeux ou les sports en plein air, sont obligés de donner, enfermés dans des classes mal aérées, une somme de travail intellectuel considérable, souvent même supérieure à leur force réelle ; aussi vu leur dépense considérable de force nerveuse est-il indispensable de les soutenir par les Ferments naturels en choisissant de préférence ceux qui s'adressent à la vitalité du système nerveux. Dans ces cas on obtient chez les élèves des écoles ou même des instituteurs encore jeunes, des résultats absolument inespérés et un développement intellectuel remarquable.

***

Vers 40 ans, les causes sont différentes, mais le tableau maladif est souvent le même. **L'âge critique existe aussi bien pour l'homme que pour la femme** c'est un moment où le corps subit une crise, mais ici c'est le contraire de ce qui se passe dans la jeunesse ; les besoins de l'organisme sont restreints et d'autre part l'entraînement de la vie sociale et l'habitude, font que la production vitale est la même, d'où un encombrement dans les divers organes, des dépôts dans les articulations, dans les muscles, une sorte d'encrassement du sang, ce que vulgairement on appelle l'âcreté des humeurs. Enfin le travail acharné, les soucis, les veilles, les abus de nourriture, de boissons, contribuent par l'excès de dépense nerveuse à diminuer les fermentations vitales ou à les rendre incomplètes ; nouvelle source de dépôts, de résidus, d'infection sanguine.

Donc de tous les côtés il y a une tendance aux stases sanguines et aux accumulations de déchets vitaux, consistant en graisse et acide urique, produits résultant d'une combustion incomplète ; aussi à 40 ans, lorsque l'homme prend du ventre et semble avoir les allures d'une santé luxuriante, c'est le moment ou au contraire son organisme s'altère et où la machine commence à s'encombrer.

La graisse en même temps qu'elle se dépose sous la peau, s'infiltre dans le foie, le cœur, le rein ; l'acide urique se dépose dans les articulations et bientôt c'est la Goutte, la Gravelle du foie, du rein, la pierre, les arthrites chroniques, les digestions pénibles ; enfin le cancer lui-même qui semble n'être qu'une production surabondante de cellules incomplètement développées.

Chez la femme surtout celle qui a eu un ou deux enfants, les mêmes phénomènes se reproduisent plus intenses souvent que chez l'homme, la cessation des règles, **le retour d'âge** ainsi qu'on l'appelle d'ordinaire, constitue un phénomène de la plus grande importance. En effet, chaque période des règles chez la femme, réalise une sorte de lavage du sang, le flux menstruel entraînant avec lui une foule de matières toxiques, véritables poisons résultant du fonctionnement de la vie ; c'est une porte de sortie pour les déchets organiques tout comme les urines que filtre le rein. Aussi dès qu'une période de règles vient à manquer ou seulement à retarder de quelques jours, quels troubles dans la santé générale ! quel empoisonnement de l'organisme ! se traduisant par des maux de tête, des vertiges, la perte d'appétit, des vomissements et même de la fièvre. On comprend dès lors quelle révolution terrible va produire la disparition définitive de cette fonction si importante.

Chez la femme vierge pour laquelle la matrice a été un organe de moindre importance cette transition se fera avec quelques troubles, mais de peu d'intensité et sans longue durée. Mais pour la femme qui a véritablement été femme et mère aussi, les choses ne se passent point aussi bien.

Un maître en désignant la compagne de l'homme l'a ainsi définie « **une matrice avec des organes autour** », voulant dire par là que la fonction génitale et créatrice est chez la femme de la plus haute importance, toutes les autres s'effaçant devant elle. On juge dès lors de l'effroyable cataclysme qui accompagne sa disparition. Heureusement que l'événement se produit lentement, que pendant des années son arrivée se prépare, mais ce qui n'empêche pendant des années son accomplissement d'être accompagné de troubles profonds de la santé.

Si la femme vierge souffre peu du retour d'âge, il semblerait que celle qui dans sa vie a mis au monde un grand nombre d'enfants doit en souffrir le plus et il n'en est cependant rien ; la femme en effet qui fut mère un grand nombre de fois, a accompli ainsi jusqu'à épuisement pour ainsi dire son rôle créateur, et dès lors la fonction s'éteint d'elle-même naturellement comme par épuisement et sans grande secousse le plus souvent.

Mais la situation la plus pénible et le retour d'âge le plus troublé est réservé à celles qui ayant eu un ou deux enfants et pouvant en avoir d'autres, ont arrêté volontairement ou non à cette époque leur période de vie génitale. La matrice qui une ou deux fois a été l'objet d'un travail et d'un grossissement considérable, garde une circulation sanguine intense et un développement musculaire considérable, aussi a-t-on remarqué combien sont fréquentes les métrites chroniques et le cancer même dans les cas de ce genre.

Quel traitement approprié doit-on faire pour éviter les troubles qui annoncent le retour d'âge. Un seul, lutter contre la cause. Or quelle est-elle ? Dépense trop restreinte, combustion incomplète ; c'est-à-dire fermentation insuffisante. Que faire donc ? administrer des Ferments en quantité suffisante pour brûler tous les résidus et en débarrasser la circulation.

D'autre part administrer également des Ferments médicamenteux chargés de principes minéraux ou végétaux jouissant d'un pouvoir oxydant s'ajoutant à celui des ferments simples.

En étudiant les maladies qui se groupent autour de la période de formation d'une part et de l'âge critique d'une autre, nous avons englobé à peu près toutes les affections ; en effet toutes se rattachent à l'une ou à l'autre de ces périodes.

Dans les maladies résultant de troubles de la croissance nous rangerons : la Chlorose, l'Anémie, le Lymphatisme et tous les états qui en dépendent : la Tuberculose, les Dyspepsies, Entérites, Rachitisme, la Scrofule. Enfin sous la rubrique âge critique nous comprenons la Goutte, le Rhumatisme, la Gravelle, les Coliques néphrétiques, et hépatiques, le Catarrhe, l'Asthme, les Maladies du cœur, qui sont d'ailleurs toutes dépendantes du rhumatisme en général, les Maladies de la vessie et des organes génitaux, l'Incontinence d'urine, enfin la Hernie.

Pour la femme, les Métrites, tumeurs de toutes sortes, Cystites descentes de matrice, Varices, Obésité. Enfin le Cancer et les maladies du système nerveux central. — L'Ataxie et toutes les maladies de la moelle épinière, ainsi que celles touchant le système nerveux psychique, la Neurasthénie entre autres.

En dehors de cette énumération il ne reste que les maladies aiguës, éruptives qui feront l'objet d'une étude à part.

ÉNUMÉRATION DES PRINCIPAUX FERMENTS
employés
dans le traitement des maladies

Les Ferments se groupent sous deux classes : 1° *les Ferments simples*, tirés des fruits, du lait, des graines de certains végétaux des pays chauds et des sucs organiques. Ces ferments sont recueillis, élevés et cultivés comme des plantes de serre, puis ils sont ensuite mis en flacon, et grâce à un procédé spécial leur développement est arrêté pour ne reprendre que lorsqu'ils sont absorbés par l'organisme.

En effet, le même Ferment suivant l'âge de sa culture ne jouit pas des mêmes propriétés, un ferment qui jeune possède une vertu à la maturité de son développement jouit de qualités différentes. Tel ferment agit spécialement sur le tube digestif, tel autre sur le foie ou sur le rein.

2° *Les Ferments médicamenteux.* Les Ferments nourris pendant plusieurs jours dans des substances médicamenteuses prennent les propriétés de ces agents mêmes, avec cette différence que leur action est beaucoup plus rapide, plus intense, et que leur assimilation ne cause aucun travail à l'estomac. Que de malades, par exemple, désireraient prendre du fer qui en sont empêchés par crainte de troubler leur digestion. Il en est de même de médicaments d'une digestion pénible, et cependant d'une efficacité absolue, tels que l'huile de foie de morue, l'iode, l'arsenic, les phosphates et leurs dérivés qu'il est dans bien des cas impossible d'administrer car les malades ne peuvent pas les supporter, ils diminuent l'appétit, fatiguent le tube digestif et en somme font perdre d'un côté ce qu'on pourrait regagner d'un autre. Au contraire, ces mêmes médicaments absorbés et digérés par les ferments deviennent d'une absorption facile et se trouvent assimilés aussitôt pris par la bouche, sans avoir besoin d'être transformés dans le tube digestif. L'application des Ferments iodés et autres dérivés de l'huile de foie de morue donnent par exemple d'excellents résultats dans la première partie de la vie à l'époque de la croissance et en général chez les individus fatigués, débilités ou sujets aux affections de poitrine.

MODE D'ACTION DES FERMENTS

Leur influence sur les différentes fonctions de la vie. — Dans l'état de santé. — Dans les maladies. — Ferments agissant sur l'assimilation. — Ferments agissant sur les oxydations.

Action des ferments sur l'état de santé normale.

Un individu en bon état de santé auquel on administre des Ferments voit son appétit augmenter, ses digestions devenir rapides, au point de nécessiter souvent un plus grand nombre de repas journaliers que de coutume. La respiration est plus profonde et quelque peu ralentie. Les battements du cœur sont vigoureux et réguliers. L'énergie et la résistance à la marche sont fortement augmentées. Des expériences ont été faites sur des athlètes soumis à l'entraînement pour la course à pied ou à bicyclette, et les résultats ont été remarquables.

La production d'urine est un peu augmentée et elles deviennent très claires, indiquant par là l'absence de tout dépôt incomplètement brûlé. Du côté du système nerveux on remarque une augmentation de la puissance de travail et bien des artistes ayant un effort considérable à fournir, ont pu le faire sans fatigue appréciable, grâce à l'emploi des ferments. La voix devient claire, la longueur des inspirations et la puissance du souffle est sensiblement accrue ainsi que l'ont montré les expériences faites dans plusieurs conservatoires de musique où des élèves de chant furent soumis à l'emploi des ferments.

Enfin la puissance génitale chez l'homme est certainement accrue comme l'attestent plusieurs malades ayant pris les Ferments pour une affection quelconque et qui ont remarqué cette action tonique spéciale sur les centres génitaux.

Action des ferments dans les maladies

Maladies de la digestion

(Estomac, intestin, foie), perte d'appétit

La perte de l'appétit est un symptôme dont l'importance est considérable, attendu qu'il arrête complètement la fonction principale de la vie, la nutrition. Une barrière infranchissable se trouve ainsi placée entre le tube digestif et les aliments, créant, par la répugnance à toute nourriture, un obstacle invincible. Il est donc de toute nécessité de faire disparaître au plus vite ce symptôme, dont la persistance amènerait rapidement un délabrement profond de la santé et ouvrirait par là, la porte à une foule de maladies. Si un bon estomac est la planche de salut de bien des malades, on comprend bien que l'absence de l'appétit crée au contraire un point vulnérable chez les gens en pleine santé.

Suivant notre principe de soigner les maladies par la cause même qui les produit, nous rechercherons quelle est l'origine de cette absence d'appétit. Or, on cesse d'avoir faim, ou par engorgement du tube digestif qui n'arrive pas à vider le résidu des repas précédents, ou par absence de sécrétion du suc gastrique dans l'estomac. Dans le premier cas il faut activer l'élimination des déchets c'est-à-dire leur combustion, par une fermentation plus complète; l'administration du Cloriferment remplit ce but admirablement; aussitôt mis à ce traitement un malade qui a complètement perdu l'appétit, sent sa bouche amère, la langue pâteuse et dont le cœur se soulève à l'odeur ou à la pensée de n'importe quel mets, voit bientôt l'haleine redevenir fraîche, une salive d'une saveur agréable baigner la bouche et l'estomac se contracter. Bientôt quelques gargouillements dans l'intestin annoncent une débâcle des dépôts biliaires accumulés et leur élimination de la vésicule du foie, entraînant avec eux tous les résidus, sables, graviers qui s'y étaient accumulés.

L'appétit revient bientôt, modéré d'abord et au bout de quelques jours intense au point de dépasser beaucoup ce qu'il était avant la maladie.

Dans les cas de perte d'appétit par absence de sécrétion du suc digestif, il y a non pas disparition du suc gastrique lui-même mais suppression du ferment spécial qu'il contient; dérivé de la pepsine auquel il doit son action digestive propre. Il suffit de faire prendre au malade ce Ferment spécial et aussitôt le suc reprend son pouvoir et l'appétit renaît. Mais ici le ferment employé n'est pas le même que précédemment. Dans le premier cas il fallait activer les fermentations et donner des Ferments oxydants et dépuratifs, dans le second il suffit de faire prendre le Cloriferment.

Troubles digestifs. — Dyspepsie. — Entérite. — Les maladies de l'estomac sont de deux sortes, suivant qu'elles touchent l'estomac lui-même ou bien son annexe, le foie. Bien des malades croient souffrir d'une maladie d'estomac alors qu'en réalité c'est le foie qui est atteint; ce dernier représente environ la moitié des maladies totales de l'appareil digestif. C'est pour avoir méconnu ce fait que bien des médecins n'ont pu réussir à guérir des malades, leur soignant l'estomac alors que leur foie seul était en cause. A notre cabinet médical de Paris nous avons été assez heureux pour guérir des centaines de malades souffrant de la digestion en les soignant réellement pour leur maladie et non pour une autre comme on l'avait fait précédemment.

Voici comment se manifeste la maladie lorsqu'elle a son siège dans l'estomac lui-même. Aussitôt à table, le malade n'a mangé que les premières bouchées de son repas que déjà il sent son ventre se gonfler, un ballonnement de plus en plus fort l'oblige à desserrer tous les vêtements qui l'enlacent et malgré cela il est tellement gêné qu'il peut à peine finir son repas: le sang lui monte à la tête, il devient rouge, un peu étourdi et le sommeil l'envahit, le rendant lourd et incapable de tout travail.

La face est congestionnée, luisante au point de faire croire à une habitude d'intempérance qui est cependant exceptionnelle chez ces malades. Ce malaise dure une ou deux heures, puis peu à peu la digestion se poursuit normale. Le même malaise recommence à chaque repas et les congestions renouvelées deux fois par jour amènent parfois sur le nez la production de boutons rouges, qui chez certaines personnes sont d'un aspect des plus désagréables surtout à cause de la signification que l'on y attache d'habitude.

Dans les cas où le Foie est atteint, les choses se passent différemment : le malade se met à table et mange avec un assez bon appétit ; il termine son repas et se sent assez bien ; mais, au bout de trois heures, une pesanteur au creux de l'estomac, avec pincements et crampes, s'accompagnant d'un malaise général, commence à se faire sentir ; quelques renvois et un léger mal de cœur rendent cet état sinon très douloureux, tout au moins très désagréable. La pesanteur et les crampes au creux de l'estomac qui se renouvellent chaque jour pendant plusieurs heures, deviennent à la longue insupportables et le malade ne tarde pas à voir son caractère s'aigrir ; son teint devient jaune, terreux, sa figure se tire et ce qui pis est, c'est que la situation, loin de s'améliorer s'aggrave plutôt et, finalement, on est en présence d'un malade dont la santé est profondément altérée.

Dans les deux cas, nous sommes en présence d'une personne qui se dit atteinte de l'Estomac; la première seule, cependant, l'est réellement; pour la seconde c'est le Foie qui est malade. Le premier malade manque de ferment digestif; il suffit de lui en faire prendre et aussitôt tout s'arrangera comme par enchantement : la digestion se fera aisément, le gonflement après les repas disparaîtra avec la rougeur du visage et tous les malaises qui l'accompagnent. La guérison par l'emploi des Ferments digestifs est rapide : en quelques jours de traitement par le Cloriferment tout rentre dans l'ordre, la guérison est complète.

Dans le cas du second malade, la digestion de l'estomac est bonne, mais le foie, encombré par les résidus alimentaires incomplètement fermentés, souffre dans les heures qui suivent la digestion. A ce moment en effet il doit dégorger la bile qui remplit sa vésicule afin de concourir à la digestion intestinale. C'est précisément le passage de la bile au dehors de la vésicule qui produit cette douleur et cette sensation de crampes, de pesanteur que le malade ressent au creux de l'estomac. En effet, c'est exactement à cet endroit que débouche dans l'intestin la vésicule biliaire, d'où le renseignement erroné que donne le malade et l'interprétation inexacte qu'en tire le médecin. C'est là la cause de bien des maladies, qui semblent incurables, et qu'un traitement approprié peut guérir aisément.

Parmi nos dossiers, des malades soumis au traitement par les Ferments, figurent plusieurs centaines de cas analogues constituant autant de cures absolument inespérées.

Ces troubles digestifs sont le début et la cause de presque toutes les autres affections du tube digestif. Si on ne les soigne pas à temps on voit naître une foule d'autres troubles qui s'établissent peu à peu, causant le plus grand préjudice à la santé générale. Citons principalement l'entérite, les coliques hépatiques, qui ne sont en somme que la manifestation chronique résultant de la persistance des maladies digestives primordiales dont nous avons fait la description précédemment.

Pour nous résumer, c'est dès le début des troubles digestifs que l'on doit se soigner; le traitement par les Ferments en assure la guérison très rapidement. Si l'on attend les manifestations plus tardives la guérison est possible, mais nécessite un traitement plus long.

MALADIES DE LA RESPIRATION

La Tuberculose

Bronchites — Asthme — Catarrhe

Un rhume qui dure quelques jours est chose sans importance, mais s'il persiste plusieurs semaines et raison de plus plusieurs mois, **ce n'est plus un rhume**; que chaque malade s'en souvienne, car c'est le moment de prendre la situation au sérieux, **nous sommes en présence d'une bronchite** qui, simple d'abord, ne tardera, pas si on la néglige, à devenir chronique, préparant le terrain **à la Tuberculose**, cette terrible maladie qui cause chaque année un nombre de décès à lui seul plus considérable que celui de toutes les autres maladies réunies : 150.000 environ pour la France seulement.

C'est donc dès le début, aux premiers symptômes de la maladie des bronches, que le traitement doit être institué. Ce traitement visera la cause cachée de la maladie elle-même. Cette cause consiste principalement dans une fermentation incomplète des résidus vitaux qui, voyant leurs déchets incomplètement éliminés et cherchant à s'en débarrasser, engorgent les bronches et les reins, amenant ainsi une congestion de la muqueuse qui provoque la toux et une secrétion des bronches produisant les crachats. Peu à peu les mucosités deviennent jaunes, puis vertes; les bronches se rongent, se creusent et des cavernes s'établissent.

La phtisie est ainsi constituée, peu à peu l'organisme est envahi, la fièvre s'allume; tout cela est dû à un microbe terrible, d'un pouvoir envahissant considérable qui a conquis droit de cité : **le bacille de Koch.** Maintenant qu'il agit en maître après la conquête de nos organes, il reculera difficilement, et la lutte pour reprendre le terrain conquis ne se fera que pied à pied. Ainsi la Tuberculose envahit un individu, et ce n'est qu'après un travail acharné qu'il sera possible de l'arracher au fléau et de lui redonner la santé.

Le traitement des Bronchites et de la Tuberculose comprendra donc deux parties : la première, préventive de la maladie surtout consistera à donner à tous les malades qui toussent depuis quelque temps les Ferments éliminateurs afin d'empêcher la congestion de la muqueuse des bronches qui réalise la première partie de la maladie en favorisant l'éclosion du bacille. Mais une fois la maladie installée, l'emploi des ferments éliminateurs ne suffit plus; il faut agir directement sur le bacille de Koch et le moyen le plus sûr de le détruire est l'emploi des levures (Ferments) cultivées à leur maximum de développement.

Les cellules de levure pénètrent dans le sang, enveloppent le bacille de Koch, se réunissent à plusieurs pour l'entourer complètement et l'isoler du contact des globules sanguins. Ainsi séparé, comme par une cloison infranchissable, du milieu sanguin, le microbe ne tarde pas à dépérir, et si cet enveloppement persiste pendant un temps assez long, le bacille meurt et est éliminé avec les autres déchets organiques comme un corps étranger. Ce fait est facile à vérifier; pour cela il suffit de recueillir des bacilles de tuberculose provenant des crachats d'un phtisique, puis de les mettre dans un bain de levures développées, et d'examiner au microscope à grand developpement ce qui se passe. Toute la scène que nous avons décrite plus haut se reproduit invariablement; les cellules de levure se précipitent à l'assaut des microbes, les enserrant dans leur cercle et les étouffant immanquablement.

En quelques heures le terrain est déblayé, le champ de bataille ne compte plus que des cadavres de microbes que les cellules entraînent dans le torrent sanguin vers le rein qui les éliminera d'une façon définitive.

Le même fait s'accomplit également ave tous les microbes

et de la même façon; aussi bien pour les streptocoques et les staphylocoques des bronchites chroniques non tuberculeuses, que pour le catarrhe. Le nombre des guérisons obtenues dans cette catégorie de maladies, par la Médecine des Ferments atteint un nombre considérable et, cette méthode se répandant de plus en plus, la Tuberculose ne tardera pas à reculer, et les statistiques alarmantes que l'Europe publie de tous côtés s'amélioreront très rapidement.

Ce qui est vrai de la Tuberculose pulmonaire l'est aussi des diverses localisations de cette maladie, tels que les abcès froids, les glandes, les coxalgies, les arthrites, etc. Dans ces divers cas, le traitement est d'une efficacité absolue.

L'Asthme constitue en somme la première période de congestion des bronches qui précède toute bronchite chronique, et c'est d'ailleurs la forme à laquelle il aboutit d'ordinaire lorsqu'il n'est pas soigné à temps.

Tel individu est asthmatique pendant des années qui, plus tard, voit son asthme se transformer en Catarrhe ou en Tuberculose.

MALADIES DE LA CIRCULATION

Maladies du cœur, des artères, des veines, l'Artério-sclérose

Le sang est le liquide nourricier qui par le moyen des artères et des veines parcourt tout l'organisme, transportant les sucs nutritifs d'une extrémité à l'autre du corps et après avoir pourvu de parcelles alimentaires les cellules vivantes, retourne à la source productrice de vie, pour s'en recharger à nouveau en vue du prochain voyage. Et ainsi, ce travail se renouvelle à chaque minute, charriant par un mouvement perpétuel le suc de vie d'un bout à l'autre de notre corps; mais cette marée, ce flot incessant, qui vient baigner les cellules, ne peut ni s'arrêter, ni se ralentir si peu que ce soit, sans que la santé n'en soit ébranlée profondément. La régularité de la circulation du sang peut être troublée par deux ordres de causes : troubles dans l'organe qui la commande, le cœur; modification dans la structure des vaisseaux qui conduisent le sang, artères et veines. Le cœur malade, c'est la pompe qui n'aspire plus, les vaisseaux atteints, c'est la canalisation qui fuit ou s'obstrue.

Dans un cas, comme dans l'autre, le résultat est le même ; circulation défectueuse du sang et troubles dans la nutrition.

De là, les Congestions, les Varices, les Phlébites, l'Angine de poitrine, les Palpitations, les Néphrites, l'Albuminurie. Enfin, il existe une maladie dont le nom est peu connu du public et qui pourtant joue un rôle si grand dans la vie, c'est **l'Artério-sclérose**, qui doit attirer un instant notre attention. Cette maladie est due à la transformation des parois des artères qui, au lieu de rester souples et élastiques comme des tuyaux de caoutchouc, deviennent dures, cassantes comme le chalumeau constitué par un fétu de paille.

En effet, pour suivre chacun de nos mouvements, pour se soumettre à toutes les oscillations et à toutes les contractions des muscles, les vaisseaux, artères et veines doivent être d'une souplesse et d'une extensibilité parfaites; or, lorsque les fermentations vitales sont ralenties, les déchets organiques incomplètement détruits s'accumulent dans l'organisme et se déposent un peu partout : dans les jointures, produisant les déformations des doigts si communes chez les goutteux ; dans le foie, dans le rein, occasionnant les coliques hépatiques et néphrétiques; sous la peau, sous forme de graisse amenant l'Obésité, etc. Enfin, ces dépôts peuvent se former aussi dans le tissu même des artères sous forme de paillettes calcaires, semblables à de petites coquilles minces et cassantes comme du verre. C'est ainsi que se trouve constituée la maladie dont nous parlons l'*Artério-sclérose*.

Les artères cessent d'être flexibles, se cassent au premier mouvement brusque ou au premier effort violent produit par une augmentation de la pression sanguine.

Que ce soit une des artères du cerveau qui se brise ainsi et l'individu tombe foudroyé; s'il ne meurt pas sur le coup, il reste paralysé (hémiplégie). Mais sans qu'il y ait rupture du vaisseau, le fait de devenir rigide, au lieu d'être souple, le rend impropre à une bonne circulation du sang, aussi les artério-scléreux sont-ils sous le coup de toutes les congestions possibles. De plus, leurs organes mal nourris par le sang deviennent-ils insuffisants au travail qu'ils doivent fournir. Le cerveau deviendra lourd, inapte à aucun travail sérieux, les muscles perdront leur force et leur souplesse; les mains seront tremblantes, l'estomac devenu paresseux digérera difficilement, le foie et le rein rempliront mal leur rôle d'épurateurs des résidus vitaux, augmentant ainsi la source d'infection, la cause même de la maladie, qui ira dès lors s'aggravant spontanément en un cercle vicieux, conduisant le malade fatalement à la mort.

En présence de pareilles éventualités, il est indispensable, aussitôt que la santé semble ébranlée, aux premiers signes si précoces soient-ils de l'Artério-sclérose, d'entreprendre de se soigner. Or, le seul traitement rationnel et le seul d'ailleurs qui ait donné des résultats certains, c'est l'emploi des Ferments oxydants; eux seuls peuvent achever de brûler les résidus vitaux dont l'organisme néglige d'achever la fermentation complète. Par ce moyen, la transformation calcaire des artères sera évitée et l'Artério-sclérose ne pourra entamer la trame de nos vaisseaux; l'âge critique passera et l'homme vieillira sans que le moindre signe de décrépitude sénile apparaisse dans ses organes restés toujours jeunes. Aussi pouvons-nous poser en principe que tout individu qui fera régulièrement une ou deux fois chaque année une cure des Ferments oxydants conservera une jeunesse, une fraîcheur et une aptitude au travail que l'âge ne pourra émousser. Ainsi l'a dit un maître résumant notre doctrine: « *La vieillesse, c'est l'Artério-sclérose qui commence, et chaque individu a l'âge de ses artères.* »

L'expérience de plusieurs années et sur des milliers de cas l'a prouvé surabondamment. Si vous voulez rester jeunes, prenez des Ferments d'oxydation.

VARICES

Nous avons étudié en quoi consiste la maladie désignée sous le nom d'Artério-sclérose et nous avons vu tout le mal que peuvent causer les dépôts calcaires venant s'infiltrer dans le tissu des artères en les rendant friables et cassantes. Or les mêmes dépôts peuvent se faire (et le cas est très fréquent) dans la paroi des veines; celles-ci perdant toute élasticité, se laissent distendre par la pression sanguine, se gonflent, laissant le sang s'accumuler par son propre poids, surtout dans les membres inférieurs et réalisant ainsi l'affection si répandue, si difficile à guérir, désignée sous le nom de **Varices**.

On sait que cette maladie apparaît sous l'aspect de grosses nodosités bleuâtres siégeant principalement aux mollets ou aux cuisses. Une lourdeur des jambes, une gêne pour la marche et la station debout, avec quelques crampes en sont les signes principaux.

Si les Varices ne sont pas soignées, leur volume augmente lentement, mais d'une façon constante et l'inflammation gagne les grosses veines profondes où la phlébite ne tardera pas à se déclarer; c'est alors le repos obligé au lit pendant des mois, quelquefois pour toute la vie.

Le traitement comme toujours est celui de la cause du mal; l'usage des Ferments oxydants empêchera les dépôts calcaires de se faire dans la paroi des veines et s'ils se sont déjà produits les fera dissoudre et disparaître.

L'emploi d'un bon bas élastique aidera la guérison. Une fois celle-ci obtenue, le malade devra, à certaines époques de l'année, prendre les ferments naturels pour empêcher l'encrassement du sang qui occasionnerait de nouveau les dépôts veineux.

Le même traitement s'applique également aux Phlébites, aux Ulcères variqueux, enfin aux Hémorroïdes et au Varicocèle qui ne sont en somme qu'une complication ou une localisation spéciale des varices.

MALADIES DU SYSTÈME NERVEUX

Paralysie, Danse de Saint-Guy, Névralgies, Sciatiques, Migraines, Impuissance

Le système nerveux comprend deux parties: un centre formé du cerveau et de sa continuation la moelle épinière et des rameaux, les nerfs. Ces derniers partent du cerveau comme les artères partent du cœur, conduisant comme elles la vie aux organes les plus éloignés; mais le principe de vie consiste pour eux essentiellement dans le mouvement et la sensibilité. Si nous pouvons remuer les bras, les jambes, regarder, entendre, sentir et toucher, penser, c'est aux nerfs que nous le devons; ils portent au cerveau les sensations qu'ils recueillent, celui-ci les enregistre et suivant le besoin, commande une action, un mouvement ou une pensée. Chaque région du cerveau ou de la moelle localise une fonction. La troisième circonvolution frontale gauche, par exemple, est le siège du langage articulé. Si cette région est blessée ou malade, aussitôt l'homme perd le pouvoir de parler tout en gardant intactes les autres fonctions. Au milieu de sa pleine connaissance, l'homme a oublié sa langue et il est obligé de l'apprendre à nouveau tout comme un enfant. Il en est de même de toutes les autres localisations, aussi comprend-on que d'après les troubles observés après un accident ou au cours d'une maladie, il soit possible de désigner, d'une façon certaine, la région du cerveau atteinte. Le système nerveux est comme tous les organes sujet à être malade et les diverses affections prennent, suivant les régions touchées des noms différents. Passons en revue les principales.

La Paralysie peut être particlle ou totale, c'est-à-dire atteindre un côté du corps tout entier, le coupant en deux d'une façon absolument symétrique (ce cas porte le nom d'hémiplégie), ou intéresser seulement les deux jambes (paraplégie), ou un bras seulement. Dans tous les cas la paralysie est toujours précédée d'un accident grave, d'une maladie sérieuse et presque toujours, en cherchant attentivement, on trouve longtemps à l'avance, les premiers signes avant-coureurs, à la vue desquels il faut appliquer un traitement énergique sans tarder. Parmi les paralysies, nous devons signaler celle du centre génital produisant l'*Impuissance*.

La Névralgie est due à une congestion des artères et des veines qui, amenant une sorte de gonflement du nerf, le rendent douloureux. La *Sciatique* est une des formes les plus communes et aussi des plus tenaces de la névralgie ; en dehors des douleurs qu'elle provoque, elle menace le membre atteint d'une paralysie sinon complète du moins suffisante pour entraver la marche.

La Migraine est aussi une névralgie et elle aussi est fréquente et rebelle. Que de traitements essayés en vain, que de remèdes inefficaces elle a fait naître ! Ce qui la rend plus douloureuse peut-être que tout autre, c'est qu'elle siège dans les nerfs craniens et par conséquent tout près du cerveau, en sorte qu'elle communique à celui-ci une partie de son élément douloureux et rend, pendant les heures où elle dure, la vie absolument insupportable.

LA NEURASTHÉNIE

La Neurasthénie, la maladie des riches, le mal à la mode, comme on le désigne souvent, est en effet une affection qui s'attache de préférence à la classe riche, ou plutôt c'est dans cette catégorie qu'il prend une forme d'autant plus intense que l'oisiveté y laisse plus largement le temps d'y songer et de s'y laisser entraîner plus profondément. Mais malheureusement la neurasthénie n'est pas l'apanage de la seule classe aisée ; les employés de bureau, les représentants de commerce, les travailleurs de toutes sortes en sont atteints à leur tour et même les agriculteurs. Les ouvriers de métiers manuels donnent à la neurasthénie un contingent plus nombreux qu'on ne croit.

Mais qu'est donc ce mal atteignant tant de gens et qui, ma foi, ne tue personne. La **Neurasthénie** est pour le public une maladie qui n'en est pas une ; celle dont on dit : ça n'est rien, c'est nerveux. Eh bien, chers lecteurs détrompez-vous, la maladie des nerfs existe réellement, elle a même une grande importance, et une fois qu'elle s'est infiltrée dans nos fibres, qu'elle a pénétré notre cerveau, elle le met vite dans un état de délabrement tel, que le système nerveux, centre du mouvement et de la volonté, ne tarde pas à être complètement anéanti. L'homme qui a cessé de vouloir n'est plus un homme, c'est un pauvre être inférieur, sans force, sans courage, incapable désormais de lutter, c'est le pauvre navire désemparé que les flots vont engloutir. La **Neurasthésie** est donc une maladie digne de l'attention du médecin et de la pitié du public.

Les maux de tête continuels enserrant le crâne comme dans une sorte de casque, une faiblesse générale, une grande lassitude le matin au réveil, des vertiges fréquents, un appétit capricieux, des digestions pénibles, un sommeil mauvais entrecoupé de cauchemars, joignez à cela une grande irritabilité de caractère, une humeur changeante sujette aux accès de colère, enfin une incapacité absolue du moindre effort et de tout travail soutenu, et vous avez ainsi la triste, mais fidèle image de ce qu'est la neurasthénie.

Ce qu'il y a de plus terrible, c'est que tous ces symptômes se présentent les uns après les autres, s'établissant avec beaucoup de lenteur et d'une façon si insidieuse que l'individu en pleine santé est pris par la maladie qui le gagne petit à petit et un jour le terrasse sans qu'il ait pu seulement s'en apercevoir. Que chacun étudie donc bien soigneusement les divers symptômes désignés ci-dessus et qu'au premier signe douteux, il ne tarde pas un instant à se soigner sérieusement, car si la neurasthénie ne tue pas réellement, l'individu qui en est atteint n'en est pas moins mort, moralement parlant. A quoi en effet est réduit le malheureux être qui a perdu la volonté et le courage d'agir, il ne lui reste plus qu'à périr, écrasé par la force de ceux qui sont restés aptes à lutter et à vouloir.

Heureusement il existe un traitement de la Neurasthénie, et si tous les remèdes ont échoué contre elle et l'ont fait déclarer rebelle à toute médication, c'est que les diverses drogues préconisées ne s'adressaient qu'à ses manifestations et non à sa cause première.

Cette cause première nous la trouvons comme tant d'autres dans une fermentation incomplète des résidus vitaux qui, insuffisamment brûlés, encombrent le sang, le rendant impropre à la nutrition des organes. Tous ces résidus empoisonnés de la vie se portent tantôt sur un organe, tantôt sur un autre, suivant les prédispositions individuelles ; chez les uns nous avons vu se prendre le foie ou l'estomac, chez d'autres le rein, tantôt enfin au lieu de se localiser dans un organe ils restent dans le sang lui-même qui intoxiqué empoisonne tout l'organisme et particulièrement le système nerveux provoquant ainsi la neurasthénie.

Le remède est toujours indiqué d'après la cause même de la maladie. Maintenir grâce à une bonne hygiène et par l'emploi des Ferments oxydants la fermentation complète et normale de tous les résidus vitaux et ainsi éviter l'encombrement des organes et l'empoisonnement du sang. Dans l'âge jeune il est indispensable d'écarter toutes les causes d'infection de l'organisme et particulièrement les intoxications du tube digestif qui conduisent à la neurasthénie très rapidement.

Aussi, tout individu qui digère mal doit-il suivre le traitement rationnel du Cloriferment, et en quelques jours la guérison sera obtenue ; alors que s'il laisse les choses s'aggraver et la Neurasthénie s'installer, il faudra des mois et des années pour rétablir sa santé profondément atteinte. *Dans la catégorie des migraines, des sciatiques, des diverses formes de la neurasthénie et de l'impuissance génitale, les observations de malades traités et guéris par les ferments sont extrêmement nombreuses, et de ce côté les résultats sont toujours des plus probants.*

Maladies des reins, de la vessie et de l'appareil génital

Albuminurie, Coliques néphrétiques, Lithiase rénale, la pierre, Incontinence, hypertrophie de la prostate, Urétrite blennorrhagique, goutte militaire, pertes séminales, Cystite, Fistule anale.
Chez les femmes : Métrite, Pertes, descente de matrice, Retour d'âge, Fibrome.

Le rein est un filtre destiné à retirer du sang qui le traverse dans sa totalité toutes les substances toxiques, tous les déchets de la vie en un mot dont il est encombré : les urines ressortent donc chargées de ces poisons débarrassant ainsi le sang de toutes ses impuretés. Qu'un instant le cours de ce fleuve épurateur s'arrête et aussitôt l'individu devient malade ; en quelques jours même la mort peut survenir par urémie. Plus la vie est intense, le travail considérable, plus est grande la quantité de poisons produite et important le travail rénal, établissant ainsi une sorte de balance entre l'intensité de la vie et le rôle des reins. Mais si cette balance est faussée, si le surmenage survient, produit soit par le travail soit par des excès de nourriture, de boissons ou de fatigue, les reins ne suffisent plus à leur rôle de filtre épurateur. Ils s'engorgent et ne travaillant plus, laissent derrière eux la masse du sang chargée de poisons qui se répandent de tous côtés et sèment ainsi la maladie dans tous les organes et la mort même à brève échéance. Il est possible grâce à un dosage bien fait des urines, de prévoir, même longtemps à l'avance cet état maladif et d'éviter ainsi toutes les complications graves que son ignorance amènerait fatalement.

L'engorgement du rein constitue la Néphrite qui peut être aiguë et passagère ou chronique et définitive. Lorsque l'oblitération du rein est due à des dépôts d'acide urique, les urines se chargent d'un sable rouge fin, semblable à de la brique pilée, que l'on retrouve au fond du vase où se recueillent les urines. Tant que le sable reste fin, tout se passe à peu près bien, mais lorsque les grains de sable se réunissent et forment de petites pierres, le passage de ces graviers, à travers les conduits urinaires, cause des douleurs atroces déchirant les muqueuses dont le sang teinte les urines en rouge.

C'est la Colique Néphrétique, qui pendant quelques heures arrache au malheureux patient, des cris de douleur. Quelle sera donc la règle à tenir pour éviter de pareils accidents? Elle est fort simple. Dès que les premiers symptômes d'encombrement du rein apparaîtront et que le sable rouge se déposera dans l'urine, il faudra d'abord par une hygiène raisonnée soulager cet organe en réduisant au minimum la production des toxines résultant de la fonction vitale, et d'autre part aider le rein dans son travail d'épuration en administrant les ferments oxydants dépuratifs qui achèveront les combustions organiques et éviteront ainsi l'encombrement du sang.

L'Incontinence d'urine est due soit à une lésion de la moelle, soit à une affection du rein ou de la vessie.

Dans le premier cas, c'est l'innervation du col de la vessie qui est défectueuse, celui-ci ne se fermant pas dès l'arrivée des premières gouttes d'urine dans la vessie, comme cela doit se produire normalement.

L'incontinence peut être due aussi à l'invasion de la vessie par une maladie, la tuberculose souvent, quelquefois une cystite ordinaire ou à la présence d'un gros calcul qui venant se placer à l'entrée du col de la vessie, l'empêche de se refermer.

L'Urétrite souvent appelée blennorrhagie est une inflammation du canal produisant un écoulement de pus, et causée le plus souvent par un rapport sexuel avec une femme également atteinte de cette maladie. L'écoulement qui est jaune verdâtre s'accompagne d'une vive douleur en urinant. Un microbe appelé gonocoque est la cause de ce mal. Lorsque cet écoulement a été peu ou mal soigné, il continue pendant plusieurs mois et années même ; on lui donne alors le nom de goutte militaire. Le seul traitement de cette maladie aiguë ou chronique est l'emploi d'un antiseptique capable de détruire le microbe sans irriter en quoi que ce soit le canal qui est par lui-même si sensible ; mais malheureusement jusqu'à ces derniers temps cet antiseptique idéal n'avait pas encore été trouvé, c'est grâce aux travaux de Pasteur et de son école que nous avons pu connaître le pouvoir remarquable des Ferments dont les cellules enveloppent comme nous l'avons vu précédemment, le microbe, l'étouffent, l'absorbent et le digèrent au point qu'on n'en retrouve même plus trace. C'est donc un antiseptique parfait, quant à être irritant il ne l'est nullement, n'étant en somme par lui-même qu'une plante microscopique, substance absolument naturelle et inoffensive.

Les Ferments sont appliqués sous forme d'injections et pris par la bouche pour ressortir par les urines et pratiquer ainsi un lavage merveilleux du canal urinaire. La guérison des urétrites par cette méthode, est obtenue rapidement, sans crainte de retour et sans aucune douleur. Il en est de même de toutes les complications dérivant de cette maladie ; les Orchites, Rétrécissements et toutes les affections des organes génitaux.

MALADIES SPÉCIALES DE LA FEMME

On désigne sous le nom de Métrite l'inflammation de la matrice qui suit souvent un accouchement ou une fausse couche. Une maladie contagieuse peut également occasionner la métrite. Cette inflammation s'accompagne souvent de troubles dans les règles qui peuvent ou diminuer ou au contraire être si abondantes qu'elles constituent de véritables Pertes. Les principaux symptômes qui accompagnent la métrite sont une douleur vive avec pesanteur dans le bas-ventre, un écoulement blanc ou jaune et une faiblesse générale qui rend la femme incapable de tout travail. La Métrite peut s'accompagner d'un abaissement de cet organe, on l'appelle alors Descente.

La cause de ces divers troubles réside dans la présence d'un microbe du pus, qui pénètre dans la matrice à l'occasion d'un accident ou d'une maladie, s'y développe et secrète ce liquide jaunâtre qui est la cause de tout le mal.

On peut facilement en obtenir la destruction et partant guérir la métrite par des applications de ferments sur le col de la matrice et même dans l'intérieur de sa cavité, enfin par des injections, La guérison en est réalisée rapidement, évitant ainsi aux malades 9 fois sur 10 l'opération du ventre qui les effraie tant et à bon droit.

Le Retour d'âge a été étudié à l'âge critique, nous y renvoyons nos lecteurs, page 14.

L'histoire et le traitement des Fibromes est le même que celui de la métrite, et la guérison s'obtient de la même façon. La statistique des milliers de femmes soignées par la médecine des Ferments et auxquelles nous avons été assez heureux pour éviter l'opération sanglante à laquelle les chirurgiens les avaient condamnées, nous permettent de présenter ce traitement des maladies de la femme comme absolument infaillible et en même temps comme un réel bienfait pour les si intéressantes créatures qui souffrent toute leur vie.

ALCOOLISME

On sait les ravages terribles produits par l'abus de l'alcool dans toutes les classes de la société. Combien d'enfants naissent malingres, chétifs, parce que le père a usé et abusé pendant un temps des boissons fortes. Que de maladies se déclarent sournoisement et tout à coup frappent l'individu en pleine santé et le terrassent en peu de temps. On cherche vainement où le malade a bien pu contracter son mal, quelle en est la cause, et on ne la trouve pas, mais regardez bien dans le passé, interrogez le malade sur sa vie de jeunesse, sur ses habitudes d'autrefois, et 9 fois sur 10 vous verrez qu'il a été un buveur. Peut-être pas au point de s'enivrer, mais il prenait chaque jour quelques verres de vin ou quelques petits verres d'alcool, plus que la sage hygiène ne le permet ! c'est là la cause du mal, une fois déclaré il est trop tard, les remèdes habituels n'agissant plus.

On connaît le rôle social que joue l'alcool dans la morale du ménage ; que de femmes malheureuses, que de vies brisées par ce terrible fléau, chacun le sait, surtout celles qui pleurent en silence la honte entrée dans la maison sous le prétexte trompeur « de boire un verre ! »

Pour nous résumer, tout individu qui a quelque peu abusé de l'alcool à une période quelconque de sa vie, ou dont les parents ont eu ce défaut, est en état d'infériorité vitale et par conséquent sujet à contracter plus facilement qu'un autre les maladies communes, entre autres la tuberculose. Que faire pour remédier à cet état si inquiétant? la réponse est toujours la même, agir sur la cause même de cette déchéance et donner à ces individus même en pleine santé, les ferments vitaux qui leur manquent

Une cure faite deux fois par an avec les Ferments végétaux naturels suffira pour rendre à l'organisme la sève qui lui manque et que d'anciens abus ont tarie prématurément.

Aussi nous conseillons aux mères de familles, aux épouses attentionnées, lorsqu'une crainte leur vient sur la santé d'un des leurs, d'user de toute leur influence pour le décider à faire la cure si facile, si aisée des Ferments naturels. Le travail ne sera jamais empêché et que de maux plus tard irréparables seront ainsi évités.

MALADIES DE LA PEAU

Les recherches et travaux faits à l'hôpital Saint-Louis de Paris, nous ont fait connaître que la peau est un des organes par où se fait l'élimination des résidus toxiques de la vie. Comme le rein et le foie, elle filtre et expulse au dehors par la sueur qu'elle secrète, des poisons qui ne tarderaient pas à nous tuer si cette porte de sortie se trouvait obstruée? On peut faire mourir en effet rapidement un animal en lui recouvrant la peau de collodion ou de toute autre substance isolante ; la mort survient également chez un individu dont plus des 2/3 de la surface du corps est brûlée.

Ce rôle éliminateur de la peau était très important à connaître, car il nous explique l'origine de toutes ses maladies. Si l'on suppose les fermentations vitales incomplètes et partant la production de toxines très abondante, le travail de la peau est exagéré et dès lors la sueur devenant par trop chargée de poisons l'irrite et ne tarde pas à l'enflammer. D'autre part, le rein peut se trouver atteint de dégénérescence et fonctionner insuffisamment, laissant ainsi à l'épiderme un surcroît de travail, ce qui nous ramène aux mêmes conditions que précédemment en nous fournissant la deuxième cause originelle des maladies de la peau.

Les plus fréquentes sont l'Eczéma, le Psoriasis, l'Urticaire, l'Acné, le Lupus, l'Herpès.

Ces affections se manifestent par la présence de plaques ou de boutons, tantôt rouges, tantôt blancs ; une démangeaison quelquefois terrible les accompagne, causant aux malades une souffrance intolérable. Toutes les pommades, les bains, les lotions, sont d'ailleurs absolument impuissants à les guérir ; tout au plus capables de les soulager. Le seul traitement efficace est celui de la cause : activer les combustions vitales et évitant ainsi la production surabondante de déchets toxiques, ne plus imposer à la peau un travail exagéré. Aussi revenue à un fonctionnement normal, ne tarde-t-elle pas à guérir spontanément. Le moyen de réaliser ce résultat est, on le sait, l'administration des Ferments oxydants. D'autre part, les applications sur la peau de poudres contenant des levures, achève la guérison en détruisant les divers microbes nés au cours de la maladie cutanée.

Ainsi nous avons pu guérir des Eczémas et des Psoriasis datant de 10 et 15 ans ; l'Acné du visage cède également vite à ce traitement si rationnel. Enfin de nombreuses guérisons de lupus prouvent aussi sa puissance.

LA SYPHILIS

La Syphilis, ce terrible mal que la mère transmet à son enfant, le mari à sa femme, qui ronge l'espèce humaine sous toutes les latitudes et par tous les climats, restant rebelle à toute vaccination et insensible au cours des années, la Syphilis doit être soignée dès le début de son apparition et aussi pendant le cours d'une grande partie de la vie.

Grâce à cette persévérance, le malade vivra de la vie de tout le monde, se mariera, aura des enfants indemnes de toute tare et en un mot semblera guéri. L'ennemi est cependant toujours là, qu'il ne l'oublie pas ; mais avec un bon traitement il peut ne plus jamais s'en ressentir à condition de le suivre à certaines époques de l'année et cela pendant toute la vie.

La Syphilis est due à un microbe, s'il a été impossible de le voir, on en a tout au moins la preuve par les récentes découvértes scientifiques. Rappelons seulement pour mémoire les merveilleux travaux faits à ce sujet par le professeur Metschnikoff, à l'Institut Pasteur. Comme toutes les maladies microbiennes, elle est justiciable et merveilleusement influencée par les Ferments; les levures, tout comme pour la Tuberculose, entourent le microbe, le détruisent et ajoutent à cette qualité celle d'être absolument inoffensives pour l'organisme. En effet, tout le monde sait combien, dans les maladies vénériennes, si le mal est grand, le remède est aussi terrible ; tous ces poisons absorbés pour combattre la maladie, brûlent l'estomac, anémient le sang et ajoutent leur action destructive à celle de l'affection elle-même.

Au contraire, combien apparaît à l'esprit, douce et simple, la méthode des Ferments qui détruit la cause du mal, et loin de nuire à l'organisme, le fortifie puissamment. Que tous ces malades ne manquent donc jamais de faire deux fois chaque année une cure de Ferments, et ainsi plus jamais ils n'entendront parler de leur terrible mal dont ils pourront se considérer comme guéris.

Dans le traitement de la Syphilis nous employons les Ferments dépuratifs conjointement avec les Ferments spéciaux anti-syphilitiques.

LA HERNIE

La Hernie est une infirmité très répandue, très dangereuse, qui peut coûter la vie à ceux qui la soignent mal ou pas du tout. La plupart du temps on se contente d'appliquer un bandage quelconque sur la tumeur qui est par ce moyen plus ou moins bien maintenue, et vogue la galère on ne s'en occupe plus.

Là est le malheur, car une Hernie mal contenue, peut s'étrangler d'un moment à l'autre et emporter le malade en quelques heures, si le chirurgien n'est pas là tout prêt, pour faire l'opération.

Il faut donc soigner sa Hernie autrement que par un bandage et la soigner en en supprimant la cause, et c'est bien simple.

Sur 100 cas de hernie, il y en a 99 occasionnés par l'intestin, qui, sous la pression abdominale s'échappe, à travers l'épiploon ou par le canal inguinal et vient former la hernie, qui, petite au début, grossira insensiblement chaque jour, jusqu'à ce qu'elle devienne une infirmité hideuse et répugnante.

Mais si par une médication appropriée, vous obligez l'intestin à se vider régulièrement, sans effort, naturellement, il reprendra petit à petit sa place normale dans le corps. N'étant jamais trop plein, il résistera facilement à la pression abdominale, ne cherchera plus à s'échapper, et du même coup vous aurez guéri la hernie, parce que vous en aurez fait disparaître la cause.

Voilà le résultat que nous obtenons agréablement, sans danger pour l'organisme, sans fatigue pour l'estomac par la Médecine des Ferments.

C'est par centaines que nous avons soigné des hernieux par notre traitement et tous en ont été enchantés, émerveillés : songez donc, c'est une vie nouvelle qu'ils ont trouvée par notre médication.

MALADIES GÉNÉRALES

Obésité, Rhumatisme, Arthritisme, Goutte

L'Obésité n'est en somme que l'exagération d'un phénomène normal, c'est le dépôt de globules graisseux sous la peau, et dans le sein même de différents organes. La graisse est le produit d'une fermentation encore incomplète des matières alimentaires digérées. Elles doivent en effet au bout d'un certain temps de séjour dans les tissus, achever leur fermentation en concourant à la nutrition générale et se brûler définitivement pour faire place à de nouvelles parcelles graisseuses qui elles-mêmes plus tard subiront le même sort et ainsi de suite les phénomènes se succèdent avec une concordance si heureuse que l'état du corps reste sensiblement le même malgré les perturbations auxquelles il est soumis.

Mais que par une raison quelconque les parcelles graisseuses une fois installées dans les tissus, y restent définitivement et ne consentent pas à terminer leur fermentation pour céder la place à d'autres, aussitôt voilà une accumulation de graisse, qui va envahir non seulement la couche sous-cutanée, mais surtout et c'est là le danger, s'infiltrer dans les muscles, dans le cœur, dans le foie, rendant ces organes beaucoup moins forts beaucoup moins capables d'accomplir leurs fonctions. Que le phénomène augmente encore d'intensité, et voici la circulation du sang entravée par paresse du cœur, le travail du foie fortement gêné et enfin une faiblesse musculaire générale, intense, envahissant tout l'organisme.

L'Obésité est donc une maladie qui doit être soignée énergiquement, car elle peut amener la mort tout comme une autre. On a préconisé contre elle une foule de remèdes tous dangereux, car ils altèrent l'organisme profondément, et s'ils font disparaître la graisse, ils sont cause d'autres accidents plus graves. Il en est de même du régime sec, c'est-à-dire de celui qui consiste à ne pas boire en mangeant; ce système est cause de l'encrassement du rein par suppression du lavage du sang que produisent les boissons; aussi cette méthode laisse-t-elle plus tard d'autres troubles quelquefois très profonds.

Au contraire, combien simple apparait à l'esprit la cure de l'Obésité par les Ferments. Sous l'influence des levures choisies d'après les indications fournies par une bonne analyse des urines les fermentations organiques sont activées et les dépôts de graisse ne tardent pas à entrer en ligne pour servir d'aliment à la combustion qui embrase tout l'organisme. Bientôt jour par jour on voit les tissus se débarrasser de leur graisse et reprendre leur vitalité première, non seulement les organes ne souffrent pas de ce dégraissement, mais les forces et l'activité de la circulation du sang, se trouvant vivement augmentées, l'obèse peut reprendre une vie active, et par là lutter contre le retour de l'infirmité.

On peut affirmer que ce traitement est absolument inoffensif, car ce n'est pas un médicament qui agit, mais bien la nature elle-même qui ayant un instant négligé ses fonctions, les reprend avec régularité comme par le passé.

Mais nous ne saurions trop mettre les malades en garde contre les traitements basés sur l'emploi des poisons, car chez eux, l'organisme est déjà intoxiqué naturellement et les accidents les plus graves sont à redouter de ce côté.

RHUMATISME ET ARTHRITISME

Le Rhumatisme et l'Arthritisme se manifestent sous forme de douleurs vagues dans les muscles, de raideur et craquement dans les jointures, rendant difficiles les mouvements et douloureuses les flexions des membres. Peu à peu des nodosités se forment aux doigts des pieds, des mains, déformant les articulations et rendant les mouvements impossibles. Ces mêmes dépôts se produisent aussi dans l'épaisseur des muscles, dans les grandes articulations des genoux, des coudes, des hanches et même dans celles de la colonne vertébrale et des mâchoires, occasionnant des douleurs sourdes mais persistantes, entravant à la longue toute vie active.

On désigne principalement sous le nom *d'Arthritisme* la prédisposition naturelle à cet état, les arthritiques sont des gens qui tout en se portant bien brûlent insuffisamment les résidus vitaux qui s'accumulent dans le sang; c'est ce qu'on appelait autrefois l'**âcreté du sang.**

Cet état constitue une prédisposition à toutes sortes d'accidents et de maladies que l'on peut éviter en soignant cette **Diathèse arthritique**, mais il ne faut pas attendre que l'accident se soit produit, que la maladie se soit déclarée pour agir : c'est avant qu'il faut se soigner pour l'éviter, car une fois venu, le mal s'en va difficilement et quelquefois même incomplètement.

C'est ici, on peut le dire que se constate une fois de plus le vrai triomphe de la cure par les ferments. D'ailleurs, en dehors de ce que ce fait est prouvé par les milliers de guérisons obtenues par la Médecine des Ferments ; il est scientifiquement consacré par de nombreuses communications aux diverses académies médicales de l'Europe entière. Le traitement de l'arthritisme par les Ferments oxydants est une question que tous les maîtres ont étudiée et dont l'efficacité est universellement reconnue.

LE DIABÈTE

Le Diabète est une maladie caractérisée par la présence dans les urines d'un sucre spécial nommé glycose. Il peut y être contenu en proportions très variables, depuis 1 ou 2 grammes jusqu'à 100 grammes et plus. La quantité de sucre n'est d'ailleurs pas liée nécessairement à la gravité de la maladie, tel diabétique est en assez bon état de santé qui élimine 80 grammes de sucre, alors qu'un autre avec quelques grammes sera très gravement malade.

La soif parfois très intense est un des symptômes les plus fréquents du diabète et permet souvent au malade d'être ainsi mis sur la piste de sa maladie. Les démangeaisons, l'amaigrissement, la perte des forces, l'envie fréquente d'uriner abondamment, des maux de tête, les colères violentes, enfin les clous et surtout l'anthrax, constituent les symptômes les plus habituels du diabète.

Le Diabète est une maladie assez grave, car si certains la supportent très bien, d'autres en meurent rapidement, aussi un traitement s'impose-t-il rapide et efficace.

Ici encore le nombre des médicaments préconisés contre le **Diabète** est considérable ; que de panacées guérissant toutes en quelques jours la maladie ! le nombre en est considérable et leur inefficacité malheureusement lamentable.

Mais depuis quelque temps un revirement s'est fait dans l'esprit des médecins, et depuis les applications de nos ferments au traitement du Diabète, toutes les anciennes drogues ont été abandonnées ou à peu près devant les résultats remarquables obtenus par nos produits.

Ce succès n'a d'ailleurs rien de surprenant pour nous, qui savons comment agissent les Ferments, le sucre en effet n'est que le premier pas de la fermentation des aliments féculents que nous absorbons ; nous savons que les farines sous l'influence de la salive et du suc pancréatique, se transforment en sucre dans l'intestin.

C'est sous cette forme que le sang les emporte aux cellules en passant à travers le foie, mais dans cet organe en partie et dans les cellules pour le reste, le sucre achève sa fermentation se transformant en eau, acide carbonique, alcool, en produisant la chaleur qui sert à maintenir notre corps à sa température normale. Or, chez le diabétique, cet achèvement de la fermentation vitale ne se fait pas ; le sucre reste dans le sang à l'état de sucre et s'élimine par les urines. La présence d'une quantité anormale de sucre dans le sang et l'absence de cette deuxième fermentation si utile à la vie, constituent en somme la maladie elle-même.

Le traitement ? maintenant que grâce aux belles découvertes de Pasteur nous connaissons les infiniment petits et que Claude Bernard et Charcot nous ont instruits sur les fonctions glycogènes du foie, le traitement est fort simple : donner au diabétique des Ferments oxydants qui procureront à la nature le moyen de brûler le sucre, achevant ainsi le travail naturel que les cellules et le foie ont perdu momentanément le pouvoir de terminer.

La pratique est venue donner raison à la théorie, et c'est par milliers que nous comptons les diabétiques guéris par nos levures spéciales, mais l'on ne doit pas oublier qu'il faut choisir *les levures qui activent la combustion naturelle des cellules et non celles qui brûlent le sucre lui-même dans le sang*, comme le font certains ferments ; car dans ce cas, le sucre évidemment disparaît des urines, tant que le malade est sous l'influence du ferment, mais aussitôt qu'il en a cessé l'usage, le ferment n'étant plus là pour brûler le sucre ce dernier reparaît aussitôt. *C'est un calmant de la maladie, mais non un véritable agent curatif.*

Au contraire dans notre traitement, nous servant ainsi d'une propriété spéciale propre à certaines levures de stimuler l'action oxydante de la cellule elle-même, c'est l'organisme qui se charge de brûler son propre sucre et une fois ce travail obtenu pendant un certain temps artificiellement par le ferment, il se continue de lui-même tout seul ayant ainsi reconstitué l'équilibre de santé parfaite.

Cette méthode est donc la seule rationnelle pour guérir le **Diabète** ; employer les Ferments spéciaux qui agissent sur les oxydations cellulaires et non ceux qui se contentent de brûler le sucre dans le sang purement et simplement, tel est le remède souverain et sûr.

Maladies chirurgicales — Plaies. Affections de la gorge, du nez, des yeux

Toutes les fois qu'un microbe peut pénétrer dans les tissus par une érosion quelconque de la muqueuse ; il produit une sécrétion de sérosité claire et transparente d'abord, puis jaune verdâtre ensuite par le développement de quelques microbes du pus. Les plaies qui suppurent, les ulcères variqueux ou simples, les inflammations du nez, de la gorge, des organes génitaux ; le Catarrhe du pharynx, la Rhinite, l'Ozène, la Laryngite, les Conjonctivites sont toutes produites par la pénétration des microbes dans les fissures des muqueuses crevassées; c'est à la faveur de ces petites ulcérations si fréquentes des muqueuses que les microbes peuvent pénétrer dans les tissus et y développer la maladie.

Le traitement rationnel de toutes ces affections consiste dans l'application à la surface des muqueuses de poudres chargées de Ferments qui réalisent comme nous l'avons vu plus haut, la destruction des microbes d'une façon parfaite. Bientôt, à la suite de ces applications, la suppuration disparait, la congestion s'atténue et la muqueuse reprend sa fonction primitive naturelle. Par cette méthode nous avons pu guérir un nombre considérable d'affections des muqueuses restées rebelles depuis de longues années à tout autre traitement.

Classification des ferments naturels

Nos Ferments naturels se divisent principalement en deux catégories: 1° Ceux destinés à suppléer aux Ferments normaux secrétés par le tube digestif, lorsqu'ils deviennent moins abondants ou moins actifs que d'habitude ; 2° les autres ayant pour but d'augmenter la fermentation qui se produit dans la profondeur des cellules ; c'est-à-dire d'activer les phénomènes intimes de la vie ; là où se font les dédoublements ultimes des aliments, où se produit la chaleur, où se brûle la graisse, le sucre, l'acide urique, etc., pour ne donner que leurs résultats habituels, c'est-à-dire de l'eau, de l'urée et des sels minéraux que l'urine est chargée d'emporter.

C'est au rétablissement de cette fonction altérée, de cette fermentation dernière, que préside l'usage des Ferments de la deuxième catégorie, aussi leur donnons-nous le nom de ferments d'oxydation ou de Ferments dépuratifs et même sont-ils encore classés sous différents groupes et subdivisions de familles tout comme les diverses plantes médicinales dont ils ne sont que les principes actifs infiniment petits. Suivant les formes du mal, nous appliquons les uns ou les autres. Et à l'heure actuelle la science nous permet de dire : **à chaque maladie son Ferment.**

FERMENTS MÉDICAMENTEUX

Restent enfin les Ferments qui ont été saturés de substances médicamenteuses et en ont acquis les principales propriétés. Les seuls médicaments que nous ayons pu faire assimiler aux ferments, sont les agents naturels : le fer, les phosphates, l'arsenic, l'iode, la quinine, la gentiane, le houblon, le quassia, la caféine, la valériane, la digitale, le salicylate, etc.

Ces Ferments médicamenteux sont administrés conjointement avec les ferments naturels suivant les maladies et en vue de seconder leur action.

Ces Ferments deviennent ainsi les véhicules chargés de transporter au sein de notre organisme des médicaments naturels constituant des agents curatifs de premier ordre, ressemblant en cela aux plantes dont le pouvoir de guérir a été en vogue pendant des siècles. Or, aujourd'hui que la médecine a cessé d'être empirique pour devenir une science exacte, on sait que si les plantes ont eu le pouvoir de guérir, ce qui est incontestable, c'est qu'elles contenaient des ferments naturels, et des ferments médicamenteux dus aux minéraux pris par la plante à la terre qui la fait vivre.

Mais si l'on a pu obtenir des effets favorables par les plantes, quels résultats infiniment plus puissants, plus exacts, plus complets, plus rapides surtout obtiendra-t-on avec les ferments eux-mêmes qui en représentent l'essence réellement active, l'âme en un mot.

La Médecine des Ferments est à la médecine des plantes, ce que la chandelle de nos pères est à la lampe électrique inondant aujourd'hui de ses flots de lumière les continents civilisés, repoussant la nuit, faisant pâlir le soleil.

Une dernière objection se présentera à l'esprit du lecteur et nous voulons d'avance y répondre : les Ferments sont donc remède universel puisqu'ils guérissent toutes les maladies ? Non répondrons-nous, car nous l'avons vu, il y a un Ferment différent pour chaque catégorie de maladies, et pour conclure par un mot : *les Ferments ne sont pas des remèdes : ils suppléent aux fonctions naturelles de la vie et voilà tout. C'est la nature se guérissant par la nature.*

Dr LE TANNEUR.

OBSERVATIONS DES MALADES TRAITÉS

Voici parmi les si nombreux cas de guérisons obtenus par la Médecine des Ferments quelques observations prises au hasard dans différents ordres de maladies.

OBSERVATION I. — ESTOMAC

Janvier 1901.

M. E., 28 ans, voyageur de Commerce. — Depuis plusieurs années souffre de mauvaises digestions; l'appétit est irrégulier et deux heures après le repas il ressent au creux de l'estomac une pesanteur avec de petites crampes, quelquefois même très douloureuses; il se sent alors pris d'une fatigue générale qui rend tout travail pénible, même impossible, ainsi la journée se se passe. Le soir, au dîner, il se met à table, n'ayant pas encore digéré son déjeuner; quelques heures après le repas, le même poids dans l'estomac recommence et dure une partie de la nuit. Le sommeil est mauvais, le malade se réveille en transpiration, en proie à de pénibles cauchemars. Le matin, plus fatigué que la veille, il se lève et souffre de nausées avec étourdissements.

Ayant écrit au Docteur, il fut mis au traitement suivant : Cloriferment et Ferments végétaux à chaque repas.

En quelques jours, les digestions deviennent plus faciles, les crampes et le poids sur l'estomac disparaissent. Trois semaines après, le sommeil redevient bon et le malade recommence à prendre goût au travail.

Six semaines après, M. E se déclare complètement guéri.

OBSERVATION II. — ESTOMAC, ENTÉRITE

Juillet 1903.

Mme G., 25 ans, lingère. — Depuis 18 mois a complètement perdu l'appétit; à la suite de deux couches successives, une répugnance invincible à tous les aliments l'empêche de prendre aucun repas.

Dès qu'en se forçant, elle prend quelque nourriture, son estomac se gonfle, elle est ballonnée comme si elle avait fait un énorme repas, elle délace aussitôt son corset et ne peut supporter rien de serré autour de la taille; elle devient rouge, le sang lui monte à la tête, et ce malaise dure deux ou trois heures e viron. Alors une diarrhée abondante la soulage, mais elle reste bien fatiguée, elle a maigri énormément.

Désirant essayer la Médecine des Ferments, elle demanda la brochure et suivit le traitement à la Fermentorexine et Ferment peptique. En huit jours l'appétit revint avec une telle force que la malade mangeait mieux qu'avant sa maladie.

Trois semaines après elle prit le Cloriferment, et dès lors la guérison fut assurée, les forces revinrent, elle reprit son travail interrompu, et en deux mois elle se déclara complètement guérie.

Observation III. — PITUITES, ALCOOLISME

Mars 1901.

M. Ch., marchand de vins. — Obligé par son métier, de boire depuis de nombreuses années, plus que de raison. Est pris tous les matins de vomissements de glaires et d'eau d'un goût amer. Il est fatigué par les vomissements à un tel point qu'il ne peut plus travailler.

En un mois il est complètement guéri par les Ferments peptiques, et au bout de trois mois, sa santé est redevenue florissante, grâce au Cloriferment qu'il a ajouté à son traitement.

Observation IV

ESTOMAC, COLIQUES HÉPATIQUES, CONSTIPATION

Avril 1901.

Mme W. — Atteinte de coliques hépatiques depuis plusieurs années, ainsi que de digestions pénibles. Le sang lui montait à la tête après chaque repas, de nombreux renvois gazeux, des saignements de nez, rendaient à cette femme la vie insupportable. Elle était fermière d'une personne lui portant beaucoup d'intérêt et dont plusieurs membres de la famille avaient été guéris par les Ferments du Docteur LE TANNEUR. Cette dame nous l'adressa. Mise aux Ferments végétaux et au Cloriferment, elle se trouva mieux aussitôt. Les digestions redevinrent bonnes et les crises de coliques hépatiques disparurent définitivement. La malade est guérie depuis près d'un an. Chose remarquable : une constipation opiniâtre, dont elle avait souffert toute sa vie a disparu et ne revient pas, grâce à l'usage des Ferments pris de temps à autres.

OBSERVATION V. — TUBERCULOSE (Bronchite)

Novembre 1903.

Mme J. B..., laveuse, 30 ans. — Après trois couches successives, elle sentit sa santé s'affaiblir, elle devint pâle, essoufflée au moindre travail, perdit l'appétit et bientôt une petite toux sèche vint la fatiguer davantage ; quelques crachements de sang la firent complètement prendre le lit. Son mari écrivit au Directeur de la Pharmacie de Rocroy et dès les premiers jours du traitement par le Cloriferment, le sang disparut des crachats et l'appétit revint aussitôt. La malade commença à se lever et en trois semaines, la toux avait cessé. La fièvre ressentie dans les derniers temps ne reparut pas. Elle ajouta le Fermentonique à son régime.

La septième semaine du traitement, la malade reprend son travail et se déclare guérie, ayant engraissé de 3 kil. 950.

OBSERVATION VI. — TUBERCULOSE

Mlle J. S..., 21 ans, domestique à la campagne. — Mariée depuis trois ans, eut un premier enfant qu'elle nourrit, puis un deuxième consécutivement. Entre ces deux couches, elle sentit sa santé décliner et contracta un rhume qui ne la quitta plus. Aujourd'hui, elle a perdu ses forces, et maigri de 6 kilos ; elle tousse, crache, n'a aucun appétit et, dès qu'elle prend un peu de nourriture, elle vomit aussitôt par la force de la toux. Les règles ont disparu presque complètement.

Elle écrivit au Docteur LE TANNEUR, qui lui conseilla l'emploi du Cloriferment. En huit jours l'appétit était revenu. Elle prit alors en plus le Fermentonique, puis la Fermenticine. Aussitôt la toux diminua, les forces revinrent et les crachats disparurent presque complètement. La malade prit alors les Ferments végétaux et aussitôt les bacilles de tuberculose, si nombreux auparavant, devinrent de plus en plus rares. Trois mois après, on n'en trouvait plus un seul.

Aujourd'hui, la malade est complètement guérie ; son poids a augmenté de 6 kil. 750. Elle prend, de temps à autre, les Ferments végétaux sélectionnés.

Observation VII. — TUBERCULOSE

M. J. S..., 23 ans, typographe. — Se mit à tousser vers l'âge de 16 ans et, depuis cette époque, ne cessa pas d'être fatigué par une toux quinteuse accompagnée de crachats jaunes verdâtres. Le malade, depuis un an, sent ses forces décliner, l'appétit diminue ; il vomit quelquefois, après les repas. Réformé du service militaire, pour tuberculose, il avait suivi en vain de nombreux traitements, lorsqu'il commença celui des Ferments. En quinze jours, le Cloriferment lui avait redonné un très bel appétit, fait disparaitre les vomissements et engraisser de 3 livres.

Les Ferments végétaux sélectionnés achevèrent la guérison ; en deux mois, le malade a repris son poids normal, ses forces et ne tousse plus. Il continue l'usage du Fermentonique pour éviter une rechute.

Observation VIII. — BRONCHITE TUBERCULEUSE

Décembre 1903.

M. S..., 26 ans, charpentier. — Contracta un rhume, il y a trois ans, et depuis ne cessa de tousser et de cracher, surtout le matin au réveil, où plusieurs quintes le fatiguaient pendant une heure. De plus, son appétit avait diminué et même souvent le malade vomissait à la fin des repas. Ses forces ont diminué et il ne peut presque plus travailler. De plus, les nombreux traitements qu'il a suivis inutilement ont presque épuisé ses ressources. Le Docteur Le Tanneur, l'ayant mis au double traitement des Ferments végétaux et du Cloriferment, le malade alla mieux presque aussitôt. L'appétit revint, les vomissements cessèrent et les sueurs disparurent. Aussitôt le malade reprit un peu de force et recommença à travailler, ce qui lui permit de continuer le traitement.

Bientôt la toux diminua et les crachats devinrent blancs au lieu d'être jaunes, verdâtres comme auparavant. En deux mois, notre malade était complètement guéri, ayant repris son travail. Engraissé de 4 kil. 225.

Observation IX. — ASTHME

Janvier 1903.

Mme J. — Est atteinte depuis dix ans, de crises d'asthme se renouvelant presque chaque nuit et l'obligeant à passer plusieurs heures assise dans un fauteuil. Mise au traitement des Ferments sodiques, les crises d'asthme diminuèrent rapidement et ne tardèrent pas à disparaître. Aujourd'hui elle est complètement guérie et nous témoigne sa reconnaissance par une lettre adressée au Docteur Le Tanneur ; la malade prend des Ferments végétaux de temps à autre pour éviter une rechute.

Observation X. — ANÉMIE, CHLOROSE

Décembre 1903.

Mlle S., 18 ans, couturière. — Est d'une grande pâleur, ses forces diminuent chaque jour, l'appétit est presque nul, les règles ont presque complètement disparu ne donnant que quelques gouttes de sang rosé. Elle a des étourdissements, des vertiges. Après avoir écrit au Directeur de la Pharmacie de Rocroy, elle prit les Ferments peptiques et le Fermentonique.

En trois semaines la malade a repris les forces et l'appétit, les vertiges ont disparu et deux mois après les règles reviennent rouges et abondantes. La malade a repris des couleurs et a engraissé de 2 kilog 250. Elle continue l'emploi du Ferment tonique.

Observation XI. — OBÉSITÉ

Février 1904.

M. P., entrepreneur de travaux, 51 ans. — Gros, fort, ayant mené une vie de travail avec trop bonne nourriture, pèse 121 kilog. Il peine pour monter les étages et ne peut que difficilement marcher à cause de son poids et de l'enflure des jambes. Mis au traitement des Ferments sur le conseil d'un ami atteint de la même infirmité et qui avait guéri, il suivit régulièrement le Cloriferment et les Ferments végétaux. Son poids baissa de 1 kilog. le premier mois et aussitôt l'enflure des jambes et l'oppression disparurent. Depuis un an le malade a repris sa vie active et son poids se maintient entre 95 et 100 kilogs sans être gêné nullement. Il continue l'usage de nos Ferments végétaux.

Observation XII. — RACHITISME, SCROFULE

Mars 1901.

Le jeune K., 10 ans. — Petit, malingre, pâle, les os faibles et mous, de grosses glandes au cou ayant déjà donné plusieurs abcès laissant des cicatrices ; les yeux rouges et larmoyants, des croûtes dans la tête, respire la bouche ouverte et se réveille la nuit en proie à des cauchemars terribles et couvert de sueurs. Un de ses cousins dont l'état était aussi triste ayant été guéri par la médecine des Ferments, le père vint consulter le Docteur.

A la suite du Traitement par le Cloriferment et les Ferments dépuratifs, la coloration de la figure et l'aspect général devinrent meilleurs en quelques jours. Un mois après l'enfant avait fortifié beaucoup et gagné 1 kilog. 550.

Le deuxième mois le père lui écrivit que son enfant allait très bien, était complètement guéri, ne rêvait plus la nuit et se développait à merveille.

Observation XIII. — ALBUMINURIE

Août 1903.

M. L., 50 ans, éleveur. — D'une bonne santé habituelle, est pris tout à coup de vomissements, maux de tête, douleurs vives dans les reins et le dos, crises de suffocation et entre les crises, une respiration très courte l'empêchant de marcher vite ou de gravir une pente. Venu consulter le Docteur, il lui analyse ses urines et lui trouve de l'albumine, neuf grammes par litre. Le malade urine très fréquemment, le Docteur lui conseille de retourner chez lui et le soigne par correspondance. Aussitôt il commence le traitement énergique par les Ferments peptiques et le Cloriferment. Dès le troisième jour les vomissements ont cessé et les maux de tête aussi.

Le dixième jour, la respiration est bien meilleure, l'oppression ne se fait plus sentir que lorsque le malade marche vite, l'analyse des urines ne donne plus que 4 grammes d'albumine.

Au bout d'un mois le malade va très bien et se croit presque guéri, on lui recommande cependant de faire encore usage des Ferments, l'albumine a presque complètement disparu. Les forces sont revenues et le malade est guéri trois semaines après.

Observation XIV — MIGRAINES

Octobre 1903.

M. M. L., 36 ans, employé au chemin de fer, est atteint depuis 8 ans de migraines se manifestant par des maux de tête violents accompagnés de vomissements, vertiges et cet homme était si malade que ce jour-là il devait s'aliter. La chose se renouvelant une ou deux fois par semaine il était menacé de perdre son emploi. Désespéré de son état et après avoir subi sans succès différents traitements, il écrivit au Directeur de la Pharmacie de Rocroy et commença le traitement par les Ferments peptiques et le Cloriferment. Le premier accès qui suivit le début du traitement fut léger, un autre petit eut lieu 8 jours après et enfin tout disparut. Depuis ce temps notre malade non seulement est guéri de ses migraines mais sa santé s'est consolidée, ses forces sont plus grandes et il peut donner une somme de travail énorme. Il continue l'usage du Cloriferment.

Observation XV — GOUTTE

Juin 1903.

Mme L. Mercière. — A mené toute sa vie une existence sédentaire ; elle a remarqué à ses mains et aux pieds des grosseurs poussant au niveau des articulations. De plus les jointures craquent lorsqu'elle marche ou se plie. Elle souffre de maux de tête, de battements de cœur, de douleurs dans les reins et ses urines déposent un sable rouge très épais, les jambes sont enflées.

Ayant écrit au Directeur de la Pharmacie de Rocroy, elle se met au Cloriferment. En quelques jours les urines deviennent claires sans dépôt. Les jambes désenflent et, au bout de 25 jours, elle nous écrit qu'elle marche librement et se sent tout à fait bien. Quelques mois après les petites grosseurs des doigts ont beaucoup diminué. Le malade continue l'usage des Ferments végétaux.

Observation XVI. — RHUMATISME. SCIATIQUE

Mai 1903.

M. N..., menuisier. — Souffre tout l'hiver de douleurs vives dans les cuisses, les genoux et les jambes, au point de ne pas pouvoir travailler pendant plusieurs mois. Chaque hiver, il suit un traitement nouveau et bien en vain.

A l'automne dernier, ayant vu son patron, rhumatisant lui aussi, guéri par le traitement des Ferments, il se confia à nous. Il prit alternativement, pendant les deux quinzaines du mois, le Cloriferment et les Ferments sodiques ; l'hiver arriva et passa sans que cet homme fut obligé de s'arrêter un seul instant, à peine eut-il à souffrir de quelques petites douleurs isolées et sans aucune durée. Il nous a adressé d'ailleurs un grand nombre de malades, tant son exemple était frappant et sa cure complète.

Observation XVII. — RETOUR D'AGE

Février 1904.

Mme L. R...., concierge, 45 ans. — Voit depuis quelques mois ses règles diminuer, elle est gonflée après les repas, son ventre lui pèse, des pertes blanches abondantes lui occasionnent des démangeaisons. Elle peut difficilement se tenir debout, en proie à des étourdissements qui la font presque tomber.

Des maux de tête fréquents l'obligent à garder le lit ; un point très douloureux dans le dos, entre les deux épaules, se fait sentir à chaque respiration ou à chaque mouvement. La figure est rouge, congestionnée, et avec tout cela, elle est terrassée par une immense faiblesse.

Après huit ou dix traitements infructueux, ayant écrit au Docteur, elle commença l'emploi du Cloriferment d'abord, ce qui, en quelques jours, lui procura un bon appétit et une digestion aisée, ainsi que la disparition des maux de tête. Alors elle ajouta au traitement les Fermentoniques. Les forces revinrent vivement et le sommeil devint plus régulier.

En quelques mois, les règles disparurent complètement, pendant que la santé s'améliorait, et en trois mois la guérison fut obtenue complète.

Observation XVIII. — ALCOOLISME

Janvier 1904.

M. A. R., tonnelier, 46 ans. — Buveur depuis qu'il est ouvrier tonnelier. A senti ses forces diminuer peu à peu. Ses jambes ont enflé, ses yeux sont devenus bouffis, et bientôt il a dû abandonner son travail. Au moindre effort, il est en sueur, essoufflé, haletant, et désormais incapable de faire son rude métier. Il y avait 3 grammes d'albumine dans ses urines. Le médecin qui le soignait lui affirma que la cause de tout le mal était l'alcool dont il avait abusé.

Ayant lu notre brochure, il se décida à suivre la médecine des Ferments et en 8 jours, l'appétit qu'il avait complètement perdu était revenu, l'essoufflement diminuait. Devant cette amélioration, il ajouta au Cloriferment, les Ferments végétaux et aussitôt l'enflure des jambes disparut, les forces revinrent, et il fut en deux mois complètement guéri. Il continue l'usage des Ferments végétaux.

Observation XIX. — SYPHILIS

Mars 1903.

M. R. S., employé au chemin de fer. — Atteint de chancre syphilitique, applique les Ferments spécifiques et prend à l'intérieur le Fermentonique. En six semaines, il est radicalement guéri. Jamais la syphilis n'a reparu.

Observation XX. — PERTES BLANCHES, METRITE

Novembre 1903.

Mme M. J., blanchisseuse, 29 ans. — Atteinte de métrite et d'un fibrome dans le ventre, souffrant de pertes blanches avec démangeaisons et poids très lourd dans le bas-ventre, l'empêchant de marcher. La malade prend les Ferments végétaux à l'intérieur et le Fermentol en injections. En deux mois, les pertes ont disparu, le ventre n'est plus douloureux, la guérison est complète.

Observation XXI. — ÉPILEPSIE

Février 1904.

Les deux frères A. Del, âgés de 13 et 15 ans. — Tous les deux atteints d'épilepsie, tombent en crises plusieurs fois par jour. Ils prennent les Ferments végétaux, aussitôt les crises diminuent d'intensité et de fréquence. Le mieux se continue pendant des mois et ils sont guéris tous deux, l'un en 6 mois, l'autre en 3 mois 1/2.

Observation XXII. — PSORIASIS

Mars 1903.

Le jeune W. S..., épicier. — Atteint de plaques de Psoriasis sur tout le corps, n'ayant pu guérir par aucun traitement. Prend les Ferments dépuratifs et applique le Fermentopique. En 8 jours les plaques ont disparu sur les bras; 3 semaines après, celles des jambes et du reste du corps blanchissent, et en 2 mois la guérison est obtenue complète. Le malade continue les Ferments dépuratifs.

Observation XXIII. — ARTÉRIO-SCLÉROSE

Décembre 1903.

M. F. N..., employé de banque, 48 ans. — A maigri beaucoup depuis 18 mois, sa figure a pâli, les battements des artères aux tempes et au front sont violents, les palpitations du cœur sont fréquentes, les forces s'en vont, il peut à peine rester debout une heure sans éprouver un vertige tel qu'il doit s'asseoir sous peine de tomber. Le médecin le déclare atteint d'Artério-sclérose. Sa guérison complète est obtenue en 7 semaines par les Ferments végétaux. Son poids est revenu ce qu'il était avant la maladie, 71 kilog. 500. Le malade achève sa cure par le Fermentonique

Observation XXIV. — DIABÈTE

Mars 1904.

M. de L..., rentier, 50 ans. — Atteint de diabète depuis 6 ans, ayant essayé tous les traitements, écrit au Directeur de la Pharmacie de Rocroy, et son analyse révèle 47 grammes de sucre.

Mis aux Triferments antidiabétiques le sucre diminue de 5 grammes par semaine pendant six semaines. Pendant un mois le malade reste entre 15 et 20 grammes, puis la dose du traitement étant augmentée un peu, le sucre descend à 4 grammes puis disparaît en trois autres semaines.

Il y a six mois de cela le sucre n'a pas reparu et cependant le malade mange de tout. Mais tous les mois il prend une série de Ferments végétaux.

Observation XXV. — VARICES

Mme J. D., 28 ans, souffre de varices depuis cinq ans environ et, malgré l'usage de bons bas élastiques, ne peut arriver à les faire diminuer.

Elle écrivit au Docteur qui lui conseilla l'emploi de Ferments végétaux alternés avec les Fermentoniques. Dès les premières semaines du traitement, la malade ne ressentit plus ni crampes, ni lourdeur dans les jambes et la marche lui sembla plus facile.

Deux mois après, les gros cordons bleuâtres qui sillonnaient ses jambes avaient diminué énormément au point de devenir presque invisibles. Enfin aujourd'hui elle nous écrit qu'elle est complètement guérie et même ne porte plus son bas élastique, mais continue l'usage des Fermentoniques.

Observation XXVI. — HERNIE

M. G., 40 ans, a engraissé beaucoup depuis quelque temps, il souffre d'une constipation opiniâtre ; un jour, il y a trois ans, en faisant un effort pour aller à la selle, il sentit une petite douleur dans l'aine droite et fut étonné le soir en se couchant d'y sentir une petite grosseur arrondie roulant sous le doigt : c'était une hernie.

Ayant écrit au Directeur de la Pharmacie de Rocroy, il fut mis au traitement suivant : Fermentestine pendant un mois, alterner le mois suivant avec le Fermentonique, de plus prendre tous les soirs un cachet de Ferments peptiques naturels, enfin porter un bon bandage.

En deux mois, le malade avait perdu toute la graisse qui le gênait depuis quelques années, les selles étaient devenues régulières et faciles dès le premier jour. Enfin la hernie était complètement rentrée et ne sortait que très rarement à l'occasion d'un effort violent. Six mois après, la hernie ne sortait plus. Le malade était guéri.

Observation XXVII. — HERNIE

M. J., 21 ans, d'une grande faiblesse de constitution; à la suite d'un effort contractait, il y a deux ans, une hernie inguinale gauche qui fut aussitôt de la grosseur d'une noix.

Il écrivit au Docteur qui, aussitôt, lui prescrivit le Fermentonique et la Fermentestine, ainsi que le port d'un bon bandage. Trois mois après, la hernie était diminuée de moitié et le cinquième mois du traitement la grosseur avait complètement disparu.

Le jeune homme continua à porter un bandage pendant quelque temps encore par prudence. Mais la hernie est définitivement guérie. Il continue l'usage des Ferments végétaux et de la Fermentestine alternés.

CONSEILS AUX MALADES

De la lecture de cette brochure, il résulte clairement que tout malade désireux de guérir doit franchement abandonner les anciennes méthodes et les drogues surannées pour suivre *la Médecine des Ferments*, la seule capable de guérir sûrement et rapidement les maladies chroniques et d'empêcher les gens sains de devenir malades. C'est en somme la médecine et l'hygiène réunies en une seule méthode, et toute famille désireuse de conserver la santé doit appliquer les conseils dictés dans notre brochure.

Les malades peuvent écrire directement au Directeur de la Pharmacie de Rocroy, 11 rue de Rocroy Paris, pour se procurer les ferments qu'ils désirent employer suivant leur état de santé, en s'inspirant des cas semblables au leur dont ils trouveront la description au chapitre des *Observations*, pages 43 à 56.

De plus, nous prions toutes les personnes atteintes d'une maladie quelle qu'elle soit et qui auraient un doute ou une incertitude sur la médication à employer, d'écrire à M. le Docteur LE TANNEUR, 7, rue de Belzunce, à Paris, qui se fera un devoir et un plaisir de leur répondre par retour du courrier, en leur donnant gratuitement tous les renseignements qu'elles pourront désirer.

Nous recommandons surtout de bien expliquer son cas au Docteur, en donnant tous les détails possibles sur la maladie, sa nature, sa marche, les souffrances qu'elle occasionne, etc., etc. Avoir bien soin également de remplir le questionnaire ci-inclus aussi exactement que possible, ceci étant, on le comprendra, de la plus haute importance, puisque c'est là-dessus que le Docteur se basera pour ordonner son traitement.

Le Docteur consulte tous les jours de 2 à 5 heures (excepté le Dimanche) 7, rue de Belzunce.

Pour se soigner seul et en secret, examiner avec soin la liste de nos Ferments, où l'on trouvera l'indication des maladies auxquelles chacun s'applique. (Voir page 56).

Liste des Ferments du Dr LE TANNEUR

Et indication des maladies auxquelles ils s'appliquent, permettant aux malades de se soigner seuls.

ESTOMAC — DIGESTION PERTE D'APPÉTIT — ANÉMIE

Cloriferment.................. Prix **10** »

S'emploie dans les maladies d'estomac, perte d'appétit, mauvaises digestions, gonflement après les repas, avec somnolences et lourdeurs, étourdissements, vertiges ; dans la Tuberculose. — Enfin dans tous les cas où il y a diminution ou perte de forces.

Fermentorexine.............. Prix **6** »

Est souverain dans les cas de perte de l'appétit.
Une dose dix minutes avant les deux repas.

CONSTIPATION

Fermentestine.............. Prix **6** »

Guérit la constipation en procurant à l'intestin le Ferment qui lui manque pour effectuer les selles régulières. Une ou deux doses le soir en se couchant ou le matin à jeun.

DIGESTION

Ferment peptique naturel .... Prix **6** »

Guérit les maladies de l'estomac en rendant au suc gastrique les ferments naturels qui lui manquent.
Une dose après chacun des deux repas.

ESTOMAC — FOIE

Ferments sodiques............. Prix **6** »

S'emploient dans les affections du foie, se manifestant par des crampes d'estomac, coliques hépatiques — et aussi dans la constipation — très utiles aux personnes grasses et se congestionnant facilement. Ne produit son action curative qu'après 8 jours de traitement.

Une ou deux cuillerées à café dans un demi-verre d'eau, à jeun.

BRONCHITES

Fermenticine..................... Prix 6 »

Détruit les microbes des bronches et par ce moyen guérit les laryngites, rhumes, bronchites, le catarrhe et la tuberculose. Principalement recommandée dans les maladies accompagnées d'expectorations abondantes.

2 doses par jour en mangeant.

GOUTTE – RHUMATISME

Oxyferment..................... Prix 6 »

Augmente les oxydations des tissus, très utile dans l'arthritisme, la goutte, la gravelle. Facilite l'émission des urines et les rend très claires.

Une cuillerée à café trois fois par jour dans un peu d'eau.

ANÉMIE

Fermentonique............... Prix 6 »

Le plus puissant tonique connu jusqu'à ce jour, fournit à l'organisme tous les éléments vitaux qui peuvent lui manquer.

Souverain contre l'anémie, la chlorose, la faiblesse, la tuberculose et régularise les règles.

3 dragées par jour en mangeant.

DÉPURATIFS

Ferments dépuratifs........... Prix 6 »

S'emploient contre la tuberculose, les glandes, abcès ; écoulements du nez, des oreilles ; l'anémie, les sueurs abondantes, les **maladies spéciales** et de la peau, vices du sang, etc., etc.

ANÉMIE

Vin Robur de Ferments riches......... Prix **6** »

Tonique souverain ; reconstituant. Doit être pris par toute personne soucieuse de conserver sa santé et par tous les malades affaiblis.

Un verre à madère à la fin des repas.

ASTHME

Ferment respiratoire......... Prix **5** »

Guérit l'asthme et l'oppression quelle qu'elle soit, car ce ferment détruit les microbes des bronches. En faire brûler une petite pincée et en respirer la fumée lorsque l'oppression se manifeste.

Ferments végétaux sélectionnés... Prix **10** »

C'est le ferment vital naturel par excellence, il doit être pris par tous les malades, quelle que soit leur maladie avec les autres ferments indiqués spécialement pour chaque cas.

Les personnes en bonne santé doivent en prendre une semaine chaque mois pour se conserver bien portantes et supporter un travail ou une fatigue même prolongés.

Une cuillerée à café aux deux repas.

MALADIES DE LA FEMME

Fermentol.................... Prix **5** »

Est le seul antiseptique naturel, non caustique ni dangereux. Doit être employé pour les injections des dames (une dose pour deux litres d'eau).

Assure la guérison des métrites, pertes blanches, hémorrhagies, retour d'âge. Sert également comme antiseptique pour le lavage des plaies ou blessures.

DIABÈTE

Triferments antidiabétiques.. Prix : **18** francs

Ces ferments activent les combustions organiques et font ainsi disparaître la cause première du diabète. Ce qui constitue la guérison (voir page 38 du Diabète).

Le mode d'emploi des 3 boîtes de cachets, est envoyé avec le traitement.

SOINS DE LA PEAU

Crème hygiénique, à base de Ferments

Prix : **5** francs

Souveraine contre les démangeaisons, rougeurs, feux, gerçures, crevasses, en un mot pour rendre à la peau son velouté et sa blancheur naturels.

En mettre une couche légère sur la figure et les mains, le soir en se couchant. Très utile pour les soins du visage.

***

Tous ces Ferments peuvent être employés ensemble sans aucun inconvénient car leur action ne se combat jamais et au contraire leur pouvoir curatif s'en trouve augmenté.

Seul dépôt des Ferments du Dr LE TANNEUR :

Pharmacie de Rocroy, 11, rue de Rocroy, PARIS

Laboratoires à ROMILLY-SUR-SEINE

Envoi de chacun de ces Ferments contre mandat poste du prix en ajoutant 0,50 centimes pour le port

TABLE DES MATIÈRES

LA MÉDECINE DES FERMENTS

Imprimerie de Montmartre, J. Aragno, Directeur
24, rue Ravignan. Paris

117

www.ingramcontent.com/pod-product-compliance
Ingram Content Group UK Ltd.
Pitfield, Milton Keynes, MK11 3LW, UK
UKHW020328220726
13923UKWH00003B/1430